Guía Completa

del

Pan Keto

65 recetas para preparar con éxito

Pan Cetogénico, para perder peso,

quemar grasa, y transformar tu cuerpo

Por: Kaitlinn Oliver

Guía completa del Pan keto.

65 recetas para preparar con éxito Pan Cetogénico, para perder peso, quemar grasa, y transformar tu cuerpo

Producción: Didi Ediciones.

Diseño y Producción: Didi Ediciones.

Copyright 2020, Kaitlinn Oliver

Primera Edición: Febrero, 2020 (Edición en Español).

Descargo de responsabilidad

mecánico o electrónico, incluida la fotocopia o grabación, o por cualquier sistema de almacenamiento y recuperación de información, o transmitirse por correo electrónico sin permiso por escrito del editor. Si bien se han hecho todos los intentos para verificar la información provista en esta publicación, ni el autor ni el editor asumen ninguna responsabilidad por errores, omisiones o interpretaciones contrarias del tema en este documento. Este libro es solo para fines de entretenimiento. Las opiniones expresadas son solo del autor, y no deben tomarse como instrucción o comando experto. El lector es responsable de sus propias acciones. El cumplimiento de todas las leyes y regulaciones aplicables, incluidas las licencias profesionales, prácticas comerciales, publicidad y todos los demás aspectos de hacer negocios en los EE. UU., Canadá o cualquier otra jurisdicción que gobierne internacional, federal, estatal y local es responsabilidad exclusiva del comprador o lector. Ni el autor ni el editor asumen responsabilidad alguna por parte del comprador o lector de estos materiales. Cualquier desacuerdo percibido de cualquier individuo u organización es puramente involuntario.

TABLA DE CONTENIDOS

A quien va dirigido este libro

Este libro va dirigido a:

- Personas que están siguiendo un protocolo de alimentación Tipo Cetogénico (Keto).
- Personas que les gusta mucho el pan y no deben consumir harinas refinadas.
- Personas con condición de celíacos.
- Personas con condición de diabéticos.
- Personas a dieta.
- Deportistas.
- Personas con regímenes alimenticios sin gluten, sin azúcar.

Así que si estás en un momento de transición en tu vida, a un estilo de vida saludable, tratando de adaptar las mismas recetas de consumo de toda una vida a recetas saludables, sin que pierdan el sabor, la textura y que sea económico, éste libro es para ti.

Estas recetas son ideales, porque no tendrás que renunciar a comerte un delicioso y humeante pan, ya que los elaboraremos con ingredientes saludables que no dañarán tu salud, ni te causarán inflamación, tendrán un sabor exquisito y parecido al pan normal que ingerías antes. Así que vamos a ver las recetas.

Introducción

Hola, te saluda Kaitlinn Oliver y te quiero dar las gracias por descargar este libro.

El presente libro es un viaje hacia un mundo de posibilidades y exploración personal que decidí un día emprender, y que hoy se convirtieron en recetas. Desde pequeña siempre mis padres incluyeron en mi alimentación el Pan. Lo comía en el desayuno acompañado de mermelada y crema de maní o frutos secos. Acompañó mis almuerzos y también estuvo presente en mis meriendas en forma de pan dulce con canela y demás especies aromáticas. Tuve una niñez preciosa acompañada del Pan.

Estoy absolutamente segura que mis padres no estaban conscientes del daño que le hace el trigo a nuestro organismo. Ellos además de alimentarme con pan me alimentaron con amor, y eso es lo que cuenta.

Sin embargo, ya de grande, aumenté de peso y comencé a tener ciertas dolencias en mi sistema digestivo y un examen médico diagnosticó intolerancia al gluten. Así que decidí ponerme en manos de un nutricionista y éste me recomendó seguir una alimentación saludable y la Dieta Cetogénica.

En esa búsqueda de recetas sobre todo de pan fuí intentando diferentes mezclas, revisando en internet, comprando libros etc., y juntándome con personas que tenían mi misma condición médica creé mis propias recetas, que son las que te comparto hoy.

En este libro encontrarás recetas para hacer masas con resultados parecidos al pan, tales como:

- Recetas para hacer pan de hogaza
- Recetas para roles y panecillos entre dulces y salados
- Recetas para bagels o panecillos
- Recetas para preparar Baguettes
- Recetas para preparar pizzas
- Recetas para Panes planos, tortillas y focaccias

En la gran mayoría de las recetas usaremos los siguientes ingredientes:

- Harina de almendras
- Harina de Coco
- Harina de linaza
- Mantequilla o Ghee
- Aceite de coco orgánico
- Stevia
- Sal marina

- Polvo de hornear libre de gluten
- Goma xantano
- Levadura en polvo
- Queso mozzarella *
- Queso crema vegetal *
- Queso Cheddar *

* Si eres intolerante a la lactosa usa queso vegetal (almendras, nueces etc.) éstas recetas las incluí el final del libro.)

Al final del libro encontrarás la receta de queso mozzarella, queso cheddar y queso crema sin lactosa, hechos con leche vegetal por si eres intolerante o presentas alergias a la leche de vaca, o simplemente no quieres consumirla, ya que en algunas recetas este ingrediente está incluido.

También encontrarás como convertir fácilmente la temperatura de grados centígrados a Fahrenheit o viceversa, ya que algunas recetas están elaboradas con esas temperaturas para prevenir que tu horno no las tenga.

Las recetas presentadas aquí son económicas y fáciles de preparar, en algunos países tal vez las harinas de almendras o cualquier fruto seco pudieran tener tal vez un costo no muy económico, sin embargo las puedes elaborar tu misma/o procesándolas en la licuadora o procesador, por unos segundos y ya las tendrías (en el libro te explico cómo hacerla). Recuerda que las harinas de trigo, y demás harinas refinadas con gluten que consume la mayoría de las personas, son más económicas, porque son las más vendidas y su precio es menor por el alto volumen en ventas que tienen, sin embargo su consumo les genera inflamación, alergias y que a la larga ocasionará altos gastos en medicinas por las enfermedades que producen. Quiero decirte que incluí una fórmula para convertir grados Fahrenheit a Celsius y viceversa por si en tu país usan cualquiera de las 2 formas, solo tienes que aplicar la formula y listo, sin complicaciones.

Decídete por fin, por ti, por tu familia a vivir una vida saludable, sin dietas, sólo comiendo comida saludable y serás muy feliz. Te invito a darle clic a comprar, te aseguro que el precio de este libro te saldrá más económico que cualquiera de las medicinas que tomas o de cualquier pan con gluten, con este libro podrás preparar un pan muy delicioso y sobre todo saludable.

Acompáñame en este recorrido maravilloso de autodescubrimiento y alta estima, comienza ya, comienza hoy a vivir sano, comienza con lo que tengas y en el camino vas ajustando. Gracias por leerme.

Nos vemos adentro…

Ingredientes a usar en la elaboración de Panes Saludables

Todos los ingredientes abajo mencionados han sido probados por mí en la elaboración del Pan Cetogenico y son los que me han dado resultados favorables, por lo tanto, te los recomiendo usar, algunos los puedes elaborar tú mismo en casa, como las harinas de semillas, otros, los venden en la tienda, así que te los describo a continuación:

Harinas:

Harina de Almendras

Es extremadamente versátil en los procesos de horneado. Está elaborada de almendras blanqueadas (almendras sin piel que luego son procesadas hasta hechas polvo). La harina de almendras en la más usada en casi todas las recetas como sustituto de la harina de trigo. Está disponible en todos los supermercados y tiendas de alimentos saludables. Si no la consigues en tu localidad simplemente puedes hacerla de la siguiente manera: tomas una cantidad de almendras le quitas la piel y la metes en el procesador o molinillo de café hasta hacerlas polvo.

Harina de Coco

No solo es altamente nutritiva por su alto contenido de fibra, proteínas y grasa saludable, sino que tiene un delicioso sabor. Posee una baja cantidad de carbohidratos ideal para la dieta Cetogénica y cualquier dieta para bajar de peso. La harina de coco se obtiene de procesar la carne del coco con agua para hacer leche de coco, luego colada, esa sólido sobrante luego de ser colado, es colocado en el horno para ser deshidratado lentamente y luego procesado hasta hacerlo polvo.

Harina de avellana

La harina de avellana se elabora moliendo avellanas. Puede ser un gran sustituto de la harina de trigo. Algunas personas prefieren ésta harina baja en carbohidratos, ya que produce un mejor producto.

Harina de semillas de Girasol

La harina de semillas de Girasol se produce moliendo las semillas finamente, pueden ser una buena harina baja en carbohidratos. El sabor de los girasoles es bastante pronunciado, por lo que puede requerir el uso de diferentes marcas para ver cuál te gusta más. Esta harina tiene una gran calidad, ya que se puede moler finamente. Y si tienes una gran procesadora, incluso podría hacerla en casa. Sin embargo, tiene un punto negativo y es que tiende a volverse un poco verde cuando se hornea. Esto se debe a una reacción química por su composición. Esto no afecta el sabor, pero puede no ser tan atractivo para los ojos.

Semillas de Sésamo o Ajonjolí

Se obtiene de moler sésamo o ajonjolí, es difícil para conseguirla en los mercados pero la puede hacer Ud. mismo moliéndolas en casa.

Harina De Linaza

También conocida como linaza, la linaza es una semilla marrón brillante que se encuentra en la planta del mismo nombre. Contiene un gran número de beneficios para la salud e incluso puede prevenir y tratar (de acuerdo con la investigación) algunas enfermedades como el cáncer y la diabetes. La harina se hace simplemente moliendo la semilla de lino hasta que se alcanza una consistencia en polvo y se puede utilizar en la mayoría de los platos a diario. Tiene un sabor de nuez y tierra que no es demasiado abrumador y puede ser utilizado como una gran alternativa para la harina de trigo. En 100 gramos de linaza, usted encontrará alrededor de 200 calorías, 12 gramos de fibra, 3 gramos de carbohidratos y 10 gramos de proteínas.

Mantequilla

El siguiente ingrediente esencial en una cocina de keto es la mantequilla. Debido a su alta cantidad de grasa, su nivel calórico es bastante alto (alrededor de 600 calorías por 100 gramos), y por lo tanto se debe utilizar con moderación. A pesar de esto, sigue siendo una fuente de buena grasa y todavía puede ser visto como un alimento saludable y nutricional. Puesto que la mantequilla se compone esencialmente de la grasa de la leche, no tiene carbohidratos. Esto significa que es un ingrediente ideal para agregárselo a la mayoría de las recetas cetogénicas. Algunos de los tipos de mantequilla que son más compatibles con el keto son:

- <u>Mantequilla de vaca alimentada con Pasto</u>: a diferencia de la mantequilla de vaca alimentada con granos, la mantequilla de vaca alimentada con pasto significa que la vaca sólo ha comido hierba pura y fresca.

Esto significa que la leche producida no contiene sustancias químicas u hormonas que se encuentran generalmente en los granos. Debido a la naturaleza totalmente natural de la producción de mantequilla alimentada con pasto, se convierte en una opción más saludable para su uso. Lo que hace que sea mejor es que contiene una mayor cantidad de ácidos grasos omega-3, así como una cantidad mucho mayor de CLA (ácido linoleico conjugado, que es un ácido graso esencial que permite la descomposición de la grasa y la construcción de músculo en el cuerpo) que la mantequilla de leche de vaca alimentada con granos como de costumbre.

- <u>Mantequilla clarificada o Ghee</u>: Es la forma más pura de mantequilla porque no contiene leche o contenido de proteínas. Una vez que se ha convertido en mantequilla pura, se aclara y puede ser utilizado para la fabricación de platos que pueden alimentar a los que son intolerantes a la lactosa y veganos. Una vez que la mantequilla clarificada se quema más para crear un sabor a nuez y una vida útil más larga (¡hasta un año!), se convierte en Ghee. La receta de Ghee se originó en la India y es una excelente adición a los productos horneados.

Una cucharada (14 gramos) de mantequilla alimentada con pasto o mantequilla clarificada suele contener alrededor de 100 calorías, 0,3 gramos de colesterol y sin azúcares o carbohidratos.

<u>Endulzantes</u>

Stevia

Es un edulcorante natural derivado de la planta llamada rebaudiana. Se considera un edulcorante no nutritivo, lo que significa que contiene poco o nada de calorías. A diferencia de los azúcares regulares, estudios en animales y humanos han demostrado que en humanos puede ayudar a reducir los niveles de azúcar. Stevia está disponible tanto en forma líquida como en polvo y se puede usar para endulzar todo tipo de bebidas a postres. Sin embargo, debido a que es mucho más dulce que el azúcar regular, se requiere menos Stevia para lograr el mismo sabor. Para cada taza (200 gramos) de azúcar, sustituya sólo 1 cucharadita (4 gramos) de Stevia en polvo.

Sucralosa:

La sucralosa es un endulzante artificial que no se ha metabolizado, lo que hace que su cuerpo no lo digiera como calorías. Esplenda es el endulzante más usado en el mundo basado en sucralosa, ya que carece de sabor amargo. Mientras que la sucralosa en sí es libre de calorías, Splenda contiene malto dextrina y dextrosa, dos carbohidratos que suministran alrededor de 3 calorías y 1 gramo de carbohidratos en cada paquete, la sucralosa no es un sustituto adecuado para el azúcar en las recetas que requieren cocción.

Eritritol

Es un tipo de alcohol de azúcar, una clase de compuestos naturales que estimula los receptores del sabor dulce en su lengua para imitar el sabor del azúcar. Es hasta 80% más dulce que el azúcar común, sin embargo, contiene sólo el 5% de las calorías a sólo 0.2 calorías por gramo.

Además, aunque el eritritol tiene 4 gramos de carbohidratos por cucharilla, los estudios muestran que puede ayudar a reducir los niveles de azúcar en sangre en su cuerpo. Por otra parte, debido a su menor peso molecular, típicamente no causa los problemas digestivos asociados con otros tipos de alcoholes de azúcar. El eritritol se utiliza tanto en el horneado como en la cocción y puede sustituir al azúcar en una amplia variedad de recetas. Tenga en cuenta que tiende a tener una sensación de frío en la boca y no se disuelve a veces bien como el azúcar común, lo que puede dejar los alimentos con una textura ligeramente arenosa.

Xilitol

Es otro tipo de alcohol de azúcar que se encuentra comúnmente en productos como la goma de mascar, los caramelos y las mentas. Es tan dulce como el azúcar, pero contiene sólo 3 calorías por gramo y 4 gramos de carbohidratos por cucharadita. Sin embargo, como los alcoholes del azúcar, los carbohidratos en el xilitol no se cuentan como carbohidratos netos, ya que no elevan los niveles de azúcar en la sangre o la insulina en la medida en que el azúcar si lo hace. El xilitol se puede agregar fácilmente a té, café, batidos o jugos para un toque de sabor bajo en carbohidratos. También funciona bien en productos horneados, pero puede requerir un poco de líquido extra en la receta, ya que tiende a absorber la humedad y aumentar la sequedad. Tenga en cuenta que el xilitol se ha asociado con problemas digestivos cuando se usa en dosis altas, así que reduzca su consumo si nota algún efecto adverso.

Monk Fruit o Fruta del Monje

Como su nombre indica, el edulcorante de Monk Fruit es un edulcorante natural extraído de la fruta del monje, una planta nativa del sur de China. Contiene azúcares naturales y compuestos llamados mogrosidos, que son antioxidantes que proporcionan gran parte de la dulzura de la fruta. Dependiendo de la concentración de mogrosidos, el monk fuit se puede usar en muchas recetas porque su dulzor esta entre 100-250 veces más dulce que el azúcar regular. El extracto de Monk fruit no contiene calorías ni carbohidratos, por lo que es una gran opción para una dieta Cetogénica.

El Monk Fruit se puede utilizar en cualquier receta en la que se usaría azúcar regular. La cantidad que usted utiliza puede variar entre diferentes marcas en función de los ingredientes que Ud. incluya en su receta. Mientras que algunos recomiendan sustituir el azúcar con una cantidad igual de Monk Fruit, otros aconsejan reducir la cantidad del edulcorante a la mitad.

Jarabe o Sirope de Yacón

Proviene de las raíces de la planta de Yacón, un tubérculo ampliamente cultivado en América del sur. La planta de Yacón es rica en fructooligosacáridos (FOS), un tipo de fibra soluble que el cuerpo es incapaz de digerir. También contiene varios azúcares simples, incluyendo sacarosa, fructosa y glucosa. Dado que su cuerpo no digiere una porción grande de jarabe de Yacón, contiene alrededor de un tercio de las calorías de azúcar normal, con sólo 20 calorías por cucharada (15 ml).

Además, aunque tiene unos 11 gramos de carbohidratos por cucharada (15 ml), los estudios muestran que los carbohidratos en el sirope de Yacón no afectan el azúcar en la sangre de la misma manera que el azúcar regular.

El jarabe de Yacón se utiliza mejor como edulcorante en el café, el té, los cereales o los aderezos para ensaladas. Sin embargo, cocinar con jarabe de Yacón no se recomienda, ya que sus moléculas pueden romperse cuando se expone a altas temperaturas.

Fibra de la raíz de Chicoria

Es una hermosa planta herbácea lila que se utiliza comúnmente como grano de té, sin embargo, sus raíces están ganando atención debido a sus propiedades edulcorantes. La fibra extraída de raíz de achicoria está compuesta de casi el 98% de fibra soluble. Esto significa que es una excelente adición a las recetas cetogénicas no sólo debido a su agente edulcorante, sino también porque es muy saludable. Al usar esto, asegúrese de ser más indulgente de lo habitual con las sustancias líquidas, ya que el extracto de raíz de achicoria tiende a convertirse en gomosa cuando se expone a la humedad. Se puede encontrar en tiendas de salud y por lo general se envasa como un polvo marrón oscuro.

Levadura

La levadura nutricional es una gran adición a las recetas de pan y otros productos horneados, la levadura nutricional es inactiva y contiene muchos aspectos beneficiosos. Estas incluyen: altas cantidades de proteína. Si se utiliza en un refrigerio diario cetogénico, puede aumentar la cantidad de proteína que ingiere a diario. La vitamina B12, que normalmente se encuentra en la carne, es una vitamina vital que muchos no pueden recibir de forma natural debido a su dieta. La Levadura nutricional, sin embargo, contiene una enorme cantidad de ella. En una sola cucharada, la levadura nutricional contiene 5 microgramos de B12 que es el doble de la cantidad que el adulto promedio necesita diariamente.

Es baja en carbohidratos y azúcares por lo que es el ingrediente ideal para hornear recetas cetogénicas que ayudan con su digestión.

Psyllium Husk Powder o polvo de cáscara de Psyllium

Está hecho de semillas de plantago y es muy fibroso. Actúa en las recetas parecido al gluten. El Gluten actúa como un pegamento para contener y combinar ingredientes y también lo hace el polvo de cáscara de Psyllium.

Polvo de Hornear

Normalmente contiene un almidón que ayuda a que los otros ingredientes (bicarbonato de sodio y crema de sarro) reaccionen para formar burbujas de aire. Estas burbujas de aire son las que hacen que los productos horneados sean esponjosos. En la dieta de keto, sin embargo, los almidones frenarán drásticamente su cetosis y deben evitarse a toda costa. Esta es la razón por la cual cuando usted necesite usar polvo de hornear lo haremos nosotros mismos dejando de lado el almidón. Esto significa que su polvo de hornear casero contendrá una parte de bicarbonato de sodio a dos partes de crema de tártaro, con la crema de tártaro que compensa el almidón eliminado. Esto, sin embargo, creará una mezcla más ácida, pero teniendo en cuenta el hecho de que la mayoría de las recetas sólo necesitan máximo de 1 cucharada de polvo de hornear, la cantidad de ácido que va a producir no es perjudicial o perjudicial para la receta.

Huevos

Son el pegamento que mantiene la mayoría de los platos cocidos juntos. Ayudan a combinar los ingredientes secos y húmedos para que se conviertan en una masa y también ayudan a que el producto final sea suave y cremoso. Lo bueno de los huevos para la dieta de keto es que contienen la menor cantidad de carbohidratos que componen el porcentaje de nuestro valor diario. Un huevo grande de alrededor de 50 gramos contiene unas 70 calorías, 180 microgramos de colesterol y cantidades variables de colesterol bueno que componen aproximadamente 5 gramos en total. No sólo es un gran ingrediente para hornear, también es un gran ingrediente para la dieta de keto en general.

Leches Vegetales

Leche De coco

Aunque la leche de coco puede contener unos pocos carbohidratos (por unos pocos quiero decir sólo uno o dos) sigue siendo una buena opción y no le sacará de la cetosis, siempre y cuando no sea edulcorada. Las variantes endulzadas contienen numerosos aditivos que sin duda aumentar su consumo de carbohidratos por lo que es mejor mantenerse alejado de ellos.

1 taza de leche de coco contiene 45 calorías, 1 gramo de carbohidratos, 1 gramo de azúcar y 4 gramos de grasa.

Leche de cáñamo

Hecha de las semillas de la planta de cáñamo, la leche de cáñamo es un gran sustituto de la dieta de keto debido a su contenido cero de carbohidratos. 1 taza de leche de cáñamo contiene 60 calorías y 45 gramos de grasa.

Leche de soya (no Azucarada)

La leche de soya es una composición de aceite, agua y proteína. Es un subproducto de la fabricación de tofu y por lo tanto está disponible en la mayoría de las tiendas de conveniencia. No es tan dulce como cualquiera de las otras leches vegetales, sin embargo es mucho más cremosa. 1 taza de leche de soja contiene 30 gramos de calorías, 2 gramos de grasa y 2 gramos de carbohidratos.

Leche De Almendras (Sin Azúcar)

Más similar al sabor de la leche de vaca regular, la leche de almendras es el más utilizado aparte de la leche regular. Está hecho de una mezcla de almendras y agua y tiene una consistencia dulce y cremosa. También tiene una serie de beneficios para la salud debido a su baja cantidad de calorías y alto valor nutricional. Es baja en carbohidratos y azúcar y es alta en vitamina E, D, así como en calcio. También es naturalmente libre de lactosa y por lo tanto es un reemplazo perfecto para la leche regular. 1 taza de leche de almendras contiene 30 calorías, 3 gramos de grasa, 1 gramo de azúcar y 1 gramo de carbohidratos

Leche de Anacardos (sin azúcar)

Elaborada de la misma manera que la leche de almendras, la leche de anacardos está llena de nutrientes y ácidos grasos insaturados que son beneficiosos para el corazón, la piel y la salud ocular. Tiene un sutil sabor dulce y de nuez que es una gran adición a la mayoría de los platos. 1 taza de leche de anacardo tiene 35 calorías, 3 gramos de grasa, 1 gramo de carbohidratos y sin azúcar.

Sabroseadores y Especias

¿Qué pasaría en el mundo de la comida si no existieran las especias y sabores?

Te lo imaginas? mejor no… Los sabores juegan un papel tan importante en el sabor de las cosas que sin ellos no sabríamos mucho. El sabor de la sal, la pimienta, la canela, los chiles, la forma en que incorporamos estos extras en nuestros platos determina si van a saber bien o no. Por suerte, muchos sabores y especias no tienen mucho valor nutricional o calorías, y por lo tanto, esto significa que podemos utilizarlos tanto como deseemos sin sentirnos culpables y sin impedir muestro progreso dietético.

Cuando estás en una dieta, especialmente una con restricciones, a veces es difícil de seguir ciertas normas estrictas y reglamentos, cuando la comida que tienes que comer es de un del tipo diferente al que estás acostumbrado. Una cosa que puedes hacer para hacer la comida más familiar es el uso de especias y sabores al que estás acostumbrado. La cantidad de sabores y especias y todo en el medio a veces puede ser abrumador, sin embargo, y por lo que es importante tener algunos de los fundamentos para platos dulces y salados. A continuación se muestra una lista de algunas de las bases que todo el mundo debe tener en su cocina:

Especies con Sabor Dulce:

- Extracto o esencia de vainilla

- Nuez moscada (entera o en polvo))

- Canela en polvo

- Semillas de sésamo

- Chocolate (trocitos o en polvo))

- Esencia de Frutas (naranja, pera, piña, mango etc.)

- Semillas de amapola

Sabroseadores:

- Sal

- Pimienta

- Pimentón

- Chile en polvo

- Tomillo (fresco o en polvo)

- Romero (fresco o en polvo)

- Albahaca (fresca o en polvo)

- Cilantro (fresco o en polvo)
- Menta
- Semillas de comino
- Cardamomo
- Semillas de hinojo
- Jengibre (fresco o en polvo)
- Ajo (fresco o en polvo)
- Cúrcuma
- Cáscaras de cítricos

Como Hornear Pan Cetogénico En Casa

Siempre es necesario calentar el horno antes de hornear el pan - la temperatura varía, según la receta, de 220° C a 250° C pero el pan dulce y los que necesitan mucha grasa o aceite o mantequilla necesitan temperaturas más bajas para evitar que la corteza se vuelva demasiado oscura.

Muchas recetas sugieren bajar la temperatura después de ponerlo en el horno o hacerlo después de un tiempo determinado para que el pan se hornee poco a poco.

Sin embargo, es importante que el horno se mantenga húmedo durante la cocción: en las primeras etapas, de hecho, un ambiente húmedo facilitará el horneado y permite una mejor cocción, manteniendo la corteza suave y elástica. Para obtener este resultado es necesario utilizar un horno sin ventilación y colocar una cacerola llena de agua en la parte inferior, que debe colocarse desde el inicio de la cocción hasta los últimos 10-15 minutos al final de la cocción; entonces es mejor retirarlo para facilitar la formación de la corteza. Al retirarlo hacerlo de manera rápida.

Cuando se hornean panes grandes (más de 500 gramos) se deben poner el horno a 220° C 10 minutos (428° F), luego, bajar a 200 °C (392° F) y hornearlo durante otros

20 minutos. Este proceso asegura que una corteza gruesa no se forma en un primer momento, lo que impide la humedad interna por la salida. Los panes pequeños deben ser puestos en el horno a 240° C (464° F) durante 10 minutos, continuando a 220° C (428° F) durante 10-15 minutos. Estas temperaturas son indicativas porque cada horno se comporta de manera diferente.

Equipo De Horneado Esencial

Aquí hay algunos utensilios que necesita para preparar pan:

- Papel para hornear
- Bandejas para pan
- Tazas de medición (seco y líquido)
- Tazones de mezcla (dos grandes)
- Horno
- Espátula de goma
- Regla
- Rodillo
- Cacerola (Tamaño mediano)
- Cuchillo de sierra
- Termómetro
- Temporizador

- Rejilla

- Cuchara de madera (grande o larga)

Las bandejas de pan están disponibles en diferentes tamaños y materiales. Los tamaños más son de 9". Puedes usar cacerolas de cristal, pero la temperatura del horno debe ser de 25° F (23° C) inferior a la requerida.

Otros utensilios especiales para Hornear Panes Saludables

Las siguientes son algunas de las herramientas básicas que necesitará para empezar a hornear pan. Si usted comienza a entrar en las fórmulas y estilos de pan más avanzados, ciertas herramientas adicionales pueden ser necesarias, pero por ahora estas herramientas son las que van a necesitar.

Balanza

Si eres un panadero principiante entonces, estoy segura que la mayoría de las recetas del pan que has leído han mencionado las medidas del volumen así: 2 tazas de harina, 1 taza de agua, etc. Hay un problema con la medición de ingredientes de esta manera, ya que la cantidad de un ingrediente en una taza casi nunca es lo mismo en otra taza. En la cocción del pan, sobre todo al principio, es muy importante ser preciso.

Con una balanza, usted sabrá exactamente la cantidad de un ingrediente que está utilizando. Esto elimina un montón de incertidumbre y te pone en una posición para controlar el pan y no al revés. Cualquier profesional panadero competente utiliza una balanza y no hay razón para que usted no lo obtenga el mismo resultado de un experto.

Otro beneficio importante de la medición de los ingredientes por el peso, es que usted será capaz de Leer fórmulas de pan fácilmente y entender si está bien diseñado antes de hacerlo. No puedes hacer esto con medidas de volumen. Simplemente no funciona. Esta es la clave para poder añadir cualquier ingrediente que desee a su pan, como semillas de girasol, nueces, aceite, etc., y saber que va a funcionar.

Termómetro

Al igual que requerimos precisión al medir nuestros ingredientes, también necesitamos ser precisos en la regulación de la temperatura de nuestras masas. La temperatura es un factor muy importante en la cocción del pan. De hecho, es probablemente el factor más importante detrás de la balanza. La fermentación de la masa depende completamente de cuál es la temperatura de la masa. Imagina que tienes una receta que dice " deja que la masa se eleve durante una hora.". Bien podría tomar una hora o podría tomar tres horas. No lo sabemos a menos que sepamos que nuestra masa está a la temperatura que la receta requiere.

La temperatura es aún más importante para un panadero principiante que no sabe cómo la masa ha progresado para pasar al siguiente paso. Todo lo que tiene que confiar es en el tiempo indicado en la receta. Vi una mejora más grande en mis panes como principiante cuando comencé a tomar en serio la temperatura.

Tazones para mezclar

Usted va a necesitar un recipiente para mezclar su masa. También vas a necesitar uno para dejarlo fermentar. Los tazones mezcladores son la herramienta perfecta para ambas tareas. Recomendaría tazones de metal. No hay necesidad de obtener nada elegante con mangos de goma etc. Me gusta tener un tazón grande extra para mezclar. Da un poco más de espacio y evita que la harina vuele por toda la cocina.

Raspador de cuenco / divisor de Masa

Esta es posiblemente mi herramienta favorita para hornear pan. Puedes estar sin tener un divisor de masa pero después que lo has usado más nunca vas a querer dejarlo, porque te facilitará el trabajo. Además de usarlo para dividir la masa, te va a servir para mover la masa alrededor si ésta está pegajosa. Esto hace que el manejo de la masa sea infinitamente más fácil. Con el tiempo, se convertirá en una extensión de tu mano.

Molde o bandeja para pan

Como principiante, es más fácil usar un molde que ya proporcione la forma de pan, que moldearlo uno mismo. Moldear el pan con un molde es mucho más fácil que dar forma a un pan de forma libre. Cuando eres un principiante es una buena idea mantener las cosas simples. El molde o bandeja de pan nos permite hacer esto. Una sola bandeja de pan funcionará perfectamente para hornear panes de hogaza en casa.

Consejos Sobre La Textura Del Pan Cetogénico

El horneado Cetogénico puede ser intimidante, especialmente si usted no tiene habilidades para hornear o incluso si está acostumbrado a hornear con harina de trigo y recetas a base de azúcar.

Aprender a crear productos horneados cetogénicos puede parecer desafiante al principio, pero es una habilidad que debes adquirir. Tan solo vale la pena el tiempo y el esfuerzo de aprender.

Aquí te presento unos trucos:

Sustituir la leche o el agua en las recetas con suero de mantequilla. Suero de leche le dará una textura más fina y más clara en general.

El agua carbonatada también sustituye al agua regular en las recetas tales como panqueques dándole una textura más ligera.

La gelatina se puede utilizar como agente aglutinante en la cocción porque ayuda a prevenir el desmoronamiento. Debes ablandar (hidratar) la gelatina en el líquido de la receta antes de añadirla a los demás ingredientes.

Una combinación de harinas sin gluten normalmente produce un mejor resultado que harinas simples.

Para evitar el desmoronamiento puede utilizar la goma xantano o goma guar en la cocción

Deje descansar la masa al menos 30 minutos a temperatura ambiente para que se ablande y de mejor textura al resultado final.

PANES DE HOGAZA

Pan Cetogénico Esponjoso

INGREDIENTES:

1/2 taza de proteína de colágeno sin sabor (o gelatina sin sabor)

6 cucharadas de harina de almendras

5 huevos separados las claras de las yemas

1 cucharada de aceite de coco líquido sin sabor

1 cucharadita de polvo de hornear

1 cucharadita de goma xantano

Pizca de sal

<u>Opcional</u>: pizca de Stevia.

INSTRUCCIONES:

Precaliente el horno a 325º F (163 º C).

Engrase generosamente solo la parte inferior de una bandeja de cerámica, vidrio o metal de tamaño estándar (1,5 cuartos de galón) con aceite de coco (o mantequilla o ghee). O puede usar un pedazo de papel de pergamino recortado para que se ajuste al fondo de su plato. No engrasar ni forrar los lados de su plato permitirá que el pan se adhiera a los lados y se mantenga levantado mientras se enfría.

En un tazón grande, bata las claras de huevo hasta que se formen picos firmes. Dejar a un lado.

En un tazón pequeño, mezcle los ingredientes secos y póngalos a un lado. Agrega la pizca opcional de Stevia si no eres fanático de los huevos. Ayudará a compensar el sabor sin agregar dulzura a su pan.

En un tazón pequeño, mezcle los ingredientes húmedos (yemas de huevo y aceite de coco líquido) y déjelos a un lado.

Agregue los ingredientes secos y húmedos a las claras de huevo y mezcle hasta que estén bien incorporados. Tu masa será espesa y un poco pegajosa.

Vierta la masa en la bandeja de cerámica o vidrio previamente engrasado o forrado y colóquela en el horno.

Hornear durante 40 minutos. El pan subirá significativamente en el horno.

Retire del horno y deje que se enfríe por completo - alrededor de 1 a 2 horas. El pan se hundirá un poco y eso está bien.

Una vez que se haya enfriado el pan, pase el borde afilado de un cuchillo por los bordes del plato para liberar el pan.

Cortar en rodajas.

Almacenamiento de las sobras: Almacene en el refrigerador hasta por 5 días.

Pan De Coliflor Con Ajo Y Hierbas

INGREDIENTES:

3 tazas de coliflor (procesado con procesador de alimentos)

10 huevos grandes (separados)

1/4 cucharadita de crémor tártaro (opcional)

1 1/4 taza de harina de coco

1 1/2 cucharadas de polvo de hornear sin gluten

1 cucharadita de sal marina

6 cucharadas de mantequilla (sin sal, medida sólida, luego derretida; puede usar manteca sin lácteos)

6 dientes de ajo (picados)

1 cucharada de romero fresco (picado)

1 cucharada de perejil fresco (picado)

INSTRUCCIONES:

Precaliente el horno a 350º F (177º C). Forre un molde para pan de 9x5 pulgadas (23x13 cm) con papel pergamino.

Cocer al vapor la coliflor rizada. Puede hacerlo en el microondas (cocinado durante 3-4 minutos, cubierto de plástico) O en una cesta de vapor sobre agua en la estufa (forre con una gasa si los orificios en la cesta de vapor son demasiado grandes y cocine al vapor durante unos minutos) En ambos casos, cocine al vapor hasta que la coliflor esté suave y tierna. Deje que la coliflor se enfríe lo suficiente como para trabajar con ella.

Mientras tanto, use una batidora de mano para batir las claras de huevo y el crémor tártaro hasta que se formen picos rígidos.

Coloque la harina de coco, el polvo de hornear, la sal marina, las yemas de huevo, la mantequilla derretida, el ajo y 1/4 de las claras de huevo batidas en un procesador de alimentos.

Cuando la coliflor se haya enfriado lo suficiente como para manejarla, envuélvala en una toalla de cocina y exprima varias veces para liberar la mayor cantidad de humedad posible. (Esto es importante: el resultado final debe ser muy seco y aglutinarse). Agregue la coliflor al procesador de alimentos. Procese hasta que esté bien combinado. (La mezcla será densa y un poco desmenuzable).

Agregue las claras de huevo restantes al procesador de alimentos. Pulse varias veces hasta que se incorpore. (La mezcla estará esponjosa). Agregue el perejil picado y el romero. (No mezcle demasiado para evitar descomponer las claras).

Transfiera la masa a la bandeja para hornear forrada. Alise la parte superior y redondee ligeramente. Si lo desea, puede presionar más hierbas en la parte superior (opcional).

Hornee durante unos 45-50 minutos hasta que la parte superior esté dorada. Enfríe completamente antes de retirarlo y rebanarlo.

Pan de Queso Mozzarella (con levadura)

INGREDIENTES:

11 onzas de queso mozzarella

4 cucharaditas de mantequilla con sal

2 cucharaditas de levadura seca

2 cucharaditas de stevia

2 cucharaditas de agua tibia

6 onzas de harina de almendras

2 cucharaditas de goma de xantano

½ Cucharadita de sal

2 huevos

1 taza de queso cheddar

¼ de taza de cebolletas

2 cucharaditas de cebollino

2 dientes de ajo

1 pizca de sal

1 pizca de pimienta

INSTRUCCIONES:

Derretir la mantequilla y la mozzarella en una cacerola a fuego lento para evitar quemar la mantequilla.

Combine la stevia y la levadura y agregue agua tibia a la mezcla. Ponga la mezcla a un lado en un lugar cálido para que fermente.

Combine el resto de los ingredientes secos (harina de almendras, goma de xantano, sal) en una batidora y mezcle hasta que se combinen uniformemente.

Agregue la mezcla de levadura, la mezcla de queso y los huevos a la batidora. Mezcle a velocidad media para producir una masa pegajosa.

Coloque una toalla de cocina limpia sobre el tazón y permita que la masa crezca durante 20 minutos.

Después de que la masa haya subido, extiéndala en un rectángulo de ¼ " de espesor.

Espolvorear generosamente cebollino, ajo, sal, pimienta, queso cheddar y cebolletas sobre la masa desplegada.

Precaliente el horno a 355° F (179 ° C).

Mientras el horno se precalienta, concéntrese en trabajar el pan.

Tendrá que rodar la masa de un extremo al otro mientras amasa. Trabaje la masa doblándola como se dobla una pieza de ropa. Estire un poco y doble, luego de los últimos dobles sin estirar lleve las puntas al centro y forme una bola y luego ruédela hasta que quede de forma ovalada.

Coloque papel pergamino en una bandeja para hornear pan y coloque la masa en él, luego colóquelo en el horno.

Compruebe el pan hasta que esté dorado en color, que debe tomar alrededor de 25-30 minutos.

Una vez horneado, deje el pan a un lado para que se enfríe durante 10-15 minutos antes de servir. Córtelo en rodajas y disfrute.

Pan de nutritivo con calabaza

INGREDIENTES:

1 1/4 taza de harina de almendras

1/2 taza de puré de calabaza

1/4 taza de cáscara de Psyllium (polvo)

1/2 taza de leche de coco

3 claras de huevo (grandes)

2 cucharaditas de polvo de hornear

1/2 cucharadita de sal

1 1/2 cucharaditas de especias para pastel de calabaza

Edulcorante de su elección

INSTRUCCIONES:

Comience precalentando su horno a 350º F (177º C).

Tamice los ingredientes secos en un tazón.

Incluya el aceite de coco y el puré de calabaza mezclando bien todo.

En otro tazón, batir las claras de huevo hasta que doblen su tamaño.

Agregar un tercio de las claras de huevo al tazón inicial. Esto permitirá que la masa absorba la humedad. Luego agregue el resto del huevo batido a la mezcla en el tazón.

Engrase su molde para hornear con mantequilla y coloque su masa.

Hornee por 75 minutos.

Dejar enfriar antes de cortar en rodajas

PAN Cetogenico MUY FÁCIL y Simple

INGREDIENTES:

1 taza de harina de almendra blanqueada

1/4 taza de harina de coco

2 cucharaditas de polvo de hornear sin gluten

1/4 cucharadita de sal de mar

Ingredientes opcionales (recomendados)

1 1/2 cucharada de eritritol (puede usar cualquier endulzante u omitir)

1/4 cucharadita de goma xantano (para textura - omitir para paleo)

1/4 cucharadita de crémor tártaro (para batir más fácilmente las claras de huevo)

1/3 taza de mantequilla (o 5 cucharadas + 1 cucharadita; medida sólida, luego se derrite; se puede usar aceite de coco sin lácteos)

12 claras de huevo grandes (~ 1 1/2 tazas, a temperatura ambiente)

En esta receta va a necesitar un procesador de alimentos.

INSTRUCCIONES:

Precaliente el horno a 325° F (163° C). Cubra un molde para pan de 8 1/2 x 4 1/2 pulgadas. (22 x 11 cm) con papel pergamino, con un pedazo adicional sobre los costados para retirarlo más tarde.

Combine la harina de almendras, la harina de coco, el polvo de hornear, el eritritol, la goma xantano y la sal marina en un gran procesador de alimentos. Pulse hasta que se combine.

Añadir la mantequilla derretida. Pulse, raspando los lados según sea necesario, hasta que se desmoronen.

En un tazón muy grande, use una batidora manual para batir las claras de huevo y el crémor tártaro (si se usa), hasta que se formen picos firmes. Asegúrate de que el tazón sea lo suficientemente grande porque esta mezcla de clara de huevo se expandirá mucho.

Agregue la mitad de las claras de huevo batidas a la mezcla que batió en el procesador de alimentos. Pulse unas cuantas veces hasta que estén combinadas.

Con cuidado, transfiera la mezcla del procesador de alimentos al recipiente con las claras de huevo y mézclelas suavemente con movimientos envolventes. No revuelvas mucho. Solo movimientos envolventes y suaves para que la mezcla quede lo más esponjosa posible.

Transfiera la masa al molde para pan forrado y alise la parte superior. Empuje la masa hacia el centro un poco para redondear la parte superior.

Hornear durante unos 40 minutos, hasta que la parte superior esté dorada. Tape la parte superior con papel de aluminio y hornea por otros 30-45 minutos, hasta que la parte superior esté firme y no este blanda cuando se presiona. La temperatura interna debe ser de 200 º F (93 º C). Deje enfriar por completo antes de retirar de la sartén y rebanar.

Pan Cetogénico con harina de Almendras

INGREDIENTES:

5.3 Onzas (150g) de harina de almendras

6 huevos (medianos)

4 cucharadas de mantequilla (derretida)

1 cucharadita de jugo de limón

¼ De cucharadita de sal

1 cucharadita de polvo de hornear

INSTRUCCIONES:

El primer paso es tener su horno precalentado a 350° F (177° C).

Separa los huevos en claras de huevo y yemas.

Usando un tazón, mezcle las claras de huevo.

Una vez que estén espumosas, añadir el jugo de limón y batir las claras de los huevos hasta que obtengan picos altos. (Hazlo en velocidad media).

Usando un tazón diferente, bata las yemas y pare cuando estén de color amarillo pálido.

En el mismo Bowl, añadir la levadura en polvo, mantequilla y la sal y bata hasta que doble de volumen.

Todavía trabajando con el tazón de yemas de huevo agregue la harina de almendras. Haga esto en tres partes.

Tome el tazón de huevos blancos y mézclelo con el tazón que contiene la mezcla de harina de almendras y demás ingredientes.

Verter la masa en una bandeja para pan previamente engrasada y enharinada.

Durante 30 minutos hornear en 350º F (177 ºC), luego de ese tiempo penetrar con un palillo el pan, si no hay ningún contenido pegando en él, su pan está listo.

Pan de Cetogenico con harina de coco

INGREDIENTES:

56 g (1/2 taza) de harina de coco

1/3 taza de aceite de oliva / mantequilla

1/3 taza de crema de coco / leche de coco

1/2 linaza (granos)

1 cucharada de polvo de hornear

1 cucharada de goma xantano

1/2 cucharadita de canela (molida)

1/2 cucharadita de sal

6 huevos (medianos)

Edulcorante de su elección

INSTRUCCIONES:

El primer paso es precalentar su horno a 350º F (177º C))

Mezcle el huevo, aceite, crema o leche de coco hasta que sea una mezcla uniforme.

Añadir los demás ingredientes (canela, goma xantano, sal, edulcorante, levadura en polvo, harina) y mezclar una vez más.

Colocar papel para hornear en una bandeja para pan y luego verter la masa.

Hornear durante 40 a 45 minutos.

Inserte un palillo en el pan, si está limpio, tu pan está listo.

Déjelo enfriar durante 20 minutos antes de rebanarlo.

Nota: la cantidad de huevos que utiliza depende de su Tamaño. Si los huevos son pequeños agregar 6, si son grandes agregar 5. Puedes espolvorear semillas de sésamo tostadas en el pan antes de meterlo en el horno.

Pan Cetogénico Bajo en Carbohidratos

INGREDIENTES:

7 huevos grandes

1/2 taza de ghee derretido

2 tazas de harina de almendras

1 cucharadita de polvo de hornear

1/4 cucharadita de sal marina

INSTRUCCIONES:

Precaliente el horno a 350° F (177 °C) y cubra una bandeja para pan con papel pergamino que se superponga a los lados.

En un tazón grande, batir los huevos con una batidora manual a alta velocidad durante 1 minuto. Agregar el ghee derretido y batir hasta que se incorpore.

Reduzca la velocidad a bajo y agregue gradualmente los ingredientes restantes hasta que estén completamente mezclados y la masa esté espesa.

Verter la masa en la sartén o bandeja preparada y extender con una espátula. Hornee durante 40-45 minutos, o hasta que esté ligeramente dorado en la parte superior.

Enfríe el pan en una rejilla para enfriar durante 10 minutos antes de cortarlo.

58

Pan De Coco Paleo

INGREDIENTES:

1/2 taza de harina de coco

1/4 cucharadita de sal

1/4 cucharadita de bicarbonato de sodio

6 huevos

¼ taza de aceite de coco, derretido

¼ de leche de almendras sin azúcar

INSTRUCCIONES:

Precaliente el horno a 350 ° F (177° C).

Cubra un molde para pan de 8 × 4 pulgadas con papel pergamino.

En un Bowl combinamos la harina de coco, el bicarbonato de sodio y la sal.

En otro Bowl combinamos los huevos, la leche y el aceite.

Agregue lentamente los ingredientes húmedos en los ingredientes secos y mezcle hasta que se integren.

Verter la mezcla en el molde para pan preparado.

Hornee durante 40-50 minutos, o hasta que al insertar un palillo en el medio, salga limpio.

Pan De Harina De Coco Cetogénico

INGREDIENTES:

1/2 taza (40 g) de harina de coco

1/2 taza de aceite de oliva / aceite de coco / mantequilla

7 huevos (grandes)

1/4 cucharadita de sal

1/4 cucharadita de goma de xantano

1/4 cucharadita de polvo de hornear sin aluminio (importante)

INSTRUCCIONES:

Precalentar el horno a 355º F (180º C).

Mezclar los huevos en un tazón por un minuto. Luego ir agregando poco a poco los demás ingredientes finalizando con la harina de coco.

Forre el molde para hornear con un papel para hornear. Colocar allí la mezcla.

Hornee por 50 minutos. Revisar con un palillo, si este sale limpio nuestro pan está listo.

Nota Importante: agregar demasiado polvo para hornear a la mezcla hace que el pan se ponga verde.

Pan de semilla de lino bajo en carbohidratos (solo harina de lino))

INGREDIENTES:

2 tazas harina de lino

1/3 taza de aceite de aguacate/aceite de coco/mantequilla (cualquiera de los 3 sirve)

5 huevos

1 cucharada de Orégano seco

1 cucharada de polvo de hornear

1 cucharadita de sal

1/2 taza de agua

INSTRUCCIONES:

Precalentar su horno a 350ºF (177º C).

En un tazón limpio poner harina de linaza, levadura en polvo, sal y orégano. Deja el tazón de lado.

Usando una licuadora, mezcle los huevos con el aceite de aguacate/coco/mantequilla. Hasta que tengan consistencia espumosa.

Agregue esta mezcla a la mezcla de huevo inicial y mezclándolo bien por 5 minutos aproximadamente.

Tome un molde y colóquele papel para hornear y luego coloque la mezcla allí.

Hornee durante 20 minutos. La corteza del pan debe tener un color dorado.

Pan Keto De Harina De Almendras

INGREDIENTES:

1 y 1/2 taza de harina de almendras

6 huevos grandes separados

1/4 taza de mantequilla derretida

3 cucharaditas de polvo para hornear

1/4 cucharadita de crémor de tártaro

1 pizca de sal

6 gotas de Stevia líquida (opcional)

INSTRUCCIONES:

Precalentar el horno a 375° F (191° C).

Separar las claras de huevo de las yemas. Agregue el crémor tártaro a las claras y batir hasta lograr picos suaves.

En un procesador de alimentos, combine las yemas de huevo, 1/3 de las claras de huevo batidas, la mantequilla derretida, la harina de almendra, el polvo de hornear y la sal (Agregar aproximadamente 6 gotas de Stevia líquida a la masa puede ayudar a reducir el sabor del huevo). Mezclar hasta que se integren. Esta será una masa gruesa y grumosa hasta que se agreguen las claras.

Agregue los 2/3 restantes de las claras de huevo y procese suavemente hasta que esté completamente incorporado. ¡Tenga cuidado de no mezclar demasiado ya que esto es lo que le da al pan su volumen!

Vierta la mezcla en un molde para pan de (8x4 de medida) con mantequilla en sus bordes. Hornear durante 30 minutos. Verifique con un palillo para asegurarse de que el pan esté bien cocido. ¡Disfrutar! 1 pan hace 20 rebanadas.

Pan Paleo con (harina de coco, harina de almendras, semillas de lino molidas)

INGREDIENTES:

1/4 taza de semillas de lino (molidas)

1/2 taza de harina de coco

1 1/4 tazas de harina de almendras

1 cucharada de vinagre (sidra de manzana)

4 cucharadas de aceite de coco

½ cucharadita de bicarbonato de sodio

1/4 cucharadita de sal marina

INSTRUCCIONES:

Mezcle todos los ingredientes húmedos y todos los ingredientes secos en cuencos o Bowl separados.

Vierta los ingredientes húmedos sobre los ingredientes secos y mézclelos.

Cubra una bandeja para hornear con papel de hornear y vierta este contenido.

Hornee el pan por 45 minutos a 325º F (163º C).

Dejar enfriar antes de cortar.

Pan de semilla de lino y harina de coco

INGREDIENTES:

75 g (3/4 taza) de harina de coco

60 g (1/2 taza) harina de lino o linaza (molida)

3 huevos (grandes)

3 claras de huevo (grandes)

2 cucharadita de polvo de hornear

5 cucharadas de aceite de oliva

140 ml de agua

Sal Marina (una pizca)

INSTRUCCIONES:

Precalentar su horno a 350º F (177º C).

Bata las claras de huevo y los huevos hasta que queden espumosos. (Usar un batidor).

Incluir los otros ingredientes a la mezcla. Detener cuando logre una masa lisa.

Dar la masa de 5 a 10 minutos de tiempo para que la humedad sea absorbida.

La harina de coco y el lino absorben mucha humedad.

Engrasar su molde para hornear o utilizar un papel para hornear

Verter la mezcla.

Deje que se hornee durante 35 minutos.

67

Pan Cetogénico con Zucchini y Tocino

INGREDIENTES:

1 taza de harina de almendras

½ Taza de harina de coco

1 cucharadita de sal

½ Cucharadita de pimienta

2 cucharaditas de polvo de hornear

1 cucharadita de goma xantano

5 huevos

Mantequilla derretida o Ghee

1 taza de calabacín, rallado con el líquido exprimido

1 taza de Bacon o tocino picado

INSTRUCCIONES:

Precalentar el horno a 350 ° F (177° C).

Mezclar todos los ingredientes secos (harina de coco, harina de almendras, goma xantano, la sal, la pimienta, polvo de hornear) en un tazón grande.

Agregue los huevos y la mantequilla derretida a la mezcla seca y combine bien.

Agregue el calabacín, el tocino. Revuelva poco a poco.

Vierta su mezcla en una bandeja de pan de unos 9" con papel pergamino y hornee durante 45 minutos. Revisar con un palillo si está bien cocido y retirar del horno, desmoldar.

Deje enfriar el pan durante otros 20 minutos antes de cortar y servir.

ROLES Y PANECILLOS

Pan de ajo bajo en carbohidratos (bollos)

INGREDIENTES:

Ingredientes secos

1 1/4 tazas de harina de almendras

5 cucharadas de cáscara de Psyllium (molida)

3 claras de huevo

1 cucharadita de sal marina

2 cucharaditas de polvo de hornear

2 cucharaditas de vinagre de sidra

1 taza de agua caliente

Ingredientes para la mantequilla de ajo

2 cucharadas de perejil fresco (picado)

4 oz de mantequilla

1 Diente de ajo individual (picado)

INSTRUCCIONES:

El primer paso es precalentar su horno a 350º F (177º C). Usando un tazón para mezclar, colocar los ingredientes secos.

Verter 1 taza de agua hervida en un tazón. Agregar las claras de huevo y el vinagre, batir (debe hacerse solo durante

30 segundos). Evite usar también mucha agua, por lo tanto, la masa debería verse como un play Doh.

Forme la masa en bollos.

Forre con papel de horno una bandeja y coloque la masa.

Hornee por 45 minutos en la rejilla inferior

Prepare su mantequilla con ajo mezclando la mantequilla con el perejil y el ajo y colóquela en el refrigerador mientras espera los bollos.

Una vez que los bollos estén listos, sácalos y dales tiempo para refrescar y enfriar.

Corte los bollos en mitades después de enfriar esparciendo la mantequilla en cada mitad.

Hornéelos durante unos 15 minutos a 425º F (218º C) y disfrute.

Panecillos Para Desayuno Bajos En Carbohidratos

INGREDIENTES:

25 g de ó 1/4 taza de harina de coco

1/4 taza de harina de almendras

60 ml de agua caliente (hirviendo)

3 claras de huevo

1 huevo

1 cucharada de cáscara de Psyllium

1 cucharadita de levadura en polvo

Semillas de sésamo (opcional)

INSTRUCCIONES:

Precaliente el horno a 350ºF (177º C).

Mezcle los ingredientes secos en un tazón y en otro tazón mezcle los ingredientes húmedos.

Ponga todos los ingredientes (ingredientes secos e ingredientes húmedos) en un procesador de alimentos / licuadora. Déjalo procesar por 20 segundos hasta que se suavice.

Durante cinco minutos, deje reposar la masa. Esto permite que las harinas absorban la humedad.

Divide tu masa en cuatro porciones y haz los bollos.

Forre con papel de pergamino una bandeja para hornear y coloque los bollos. Espolvorea algunas semillas de sésamo si deseas.

Hornee por 25 minutos. Hasta que se pongan dorados.

Cubra sus bollos con papel de aluminio si se doran antes de los 25 minutos. Esto evitará que se quemen.

Panecillos De Hamburguesa Con Harina De Almendras Keto

INGREDIENTES:

1 y 1/4 taza de harina de almendras

1 y 1/2 taza de queso mozzarella (parcialmente rallado)

2 oz de queso crema

1 huevo (grande)

2 cucharadas de fibra de avena ó de proteína en polvo

1 cucharada de polvo de hornear

1 bandeja plana para hornear

INSTRUCCIONES:

Usando un tazón de microondas seguro, ponga el queso crema y el queso mozzarella en el microondas por 1 minutos. Retire el tazón, revuelva y vuelva a colocar en el microondas por 40 segundos más por otro minuto.

Raspe el queso y colóquelo junto con el huevo en un procesador de alimentos. Detente cuando la mezcla este suave. Añade los ingredientes secos, procesándolo hasta que se forme la masa. (Normalmente es muy pegajoso). Deje enfriar la masa.

Precaliente su horno a 400º F (204º C), colocando la rejilla en el medio. Cubra su bandeja para hornear con papel pergamino y colóquela en la parte inferior del horno.

Una vez que el horno esté listo, separe la masa en 5 porciones iguales. Aplica aceite en tus manos para hacer pequeñas porciones en bolas. Colóquelos en el papel de pergamino, aplástalos un poco mientras se crea una forma abovedada.

Coloque 5 o 6 cubitos de hielo en un recipiente dentro del horno y coloque también la bandeja de bollos cerca del recipiente de cubitos de hielo. El vapor de los cubos hará que suban o crezcan los bollos.

Hornee durante unos quince minutos. Deberían hacerse tomar un color dorado por fuera. Si no, dales más minutos en el horno.

Nota: Almacene en el refrigerador en un recipiente hermético.

Panecillos Con Harina De Almendras Y Harina De Coco (Keto Y Paleo)

INGREDIENTES:

1 y 1/2 taza (150 g) de harina de almendras

1/2 taza (60 g) de harina de coco

1/2 taza de harina de lino

2/3 taza de hojas de Psyllium

6 claras de huevo (grandes)

2 huevos (grandes)

5 cucharadas de semillas de sésamo

2 cucharaditas de ajo en polvo

2 cucharaditas de crema de tártaro o vinagre de manzana

2 cucharaditas de cebolla en polvo

1 cucharadita de bicarbonato de sodio

1 cucharadita de sal marina

2 cucharadas de eritritol (opcional)

480 ml de agua hirviendo

INSTRUCCIONES:

Precaliente su horno a 350º F (177º C).

Mezcle todos sus ingredientes secos en un tazón.

Agregue las claras de huevo y los huevos enteros. Usa una batidora manual para procesarlos hasta que tu masa se vuelva espesa.

Agregue el agua hirviendo y procese hasta que se combine.

Forre su bandeja para hornear con papel pergamino.

Use una cuchara para hacer los bollos y crear una forma de domo.

Espolvorea las semillas de sésamo en los bollos. Presione las semillas en el para evitar que se caigan.

Hornee por 45 minutos.

Nota: Use siempre polvo de Psyllium y no cáscaras. Agregar la cáscara de Psyllium podría hacer que los bollos se vean un poco morados pero aún estarían bien. Si es posible, haga su polvo de Psyllium en casa moliendo las cáscaras.

Panecillos Para Hamburguesa De Harina De Coco Con Bajo Contenido De Carbohidratos

INGREDIENTES:

1/2 taza de harina de coco

1 1/2 tazas de queso mozzarella (rallado)

2 cucharadas de queso crema (ablandado)

2 cucharadas de harina de lino

2 huevos (grandes)

1 cucharada de polvo de hornear

1 cucharada de semillas de sésamo

1/2 cucharadita de sal

INSTRUCCIONES:

Precaliente su horno a 193° F (89° C).

Usando un tazón para mezclar, batir la harina de lino, la harina de coco y la sal y el bicarbonato de sodio.

En otro tazón, ponga su queso crema y queso mozzarella. Coloque en el microondas esta mezcla de queso durante 45 segundos a un minuto. Revuélvelo y métalo al microondas una vez más hasta que se derrita.

Batir los huevos, y agregarlos a la primera mezcla. Agrega el queso también. Puedes usar tu batidora de mano para hacer la masa.

Separe la masa en cuatro porciones iguales. Usa estas porciones para hacer los bollos y espolvorear semillas de sésamo. Presione las semillas para evitar que se caigan.

Forre la bandeja para hornear con papel pergamino y coloque los bollos.

Hornee por 20 minutos o hasta que se doren por fuera. Déjalos enfriar.

Panecillos Bajos En Carbohidratos

INGREDIENTES:

1 taza de harina de almendras

1/4 taza de linaza (molida)

1 taza de mozzarella (rallada)

1 oz de queso crema

1/2 cucharadita de bicarbonato de sodio

1 huevo

INSTRUCCIONES:

Precaliente su horno a 400° F (204° C).

Usando un tazón para mezclar apto para microondas, ponga tanto la mozzarella y el queso crema. Coloque en el microondas por un minuto. Revuélvelos hasta que se vuelven suaves.

Agregue los huevos en el tazón y revuelva hasta que se mezclen bien.

En otro tazón limpio, ponga la linaza, harina de almendras y bicarbonato de sodio y mezclar los ingredientes secos.

Verter. Use su batidora de mano o una paleta para hacer el amasado.

Moje ligeramente sus manos con aceite de coco o aceite de oliva y haga seis bolas.

Cúbralos con semillas de sésamo y colóquelos sobre un papel pergamino.

Hornee por 10 minutos. Cuando este dorado significa que ya está listo.

Déjalos enfriar.

Panecillos De Coco Cetogénicos

INGREDIENTES:

1/2 taza (60 g) de harina de coco

4 cucharadas de linaza (molida)

2 cucharadas de aceite de coco

2 cucharadas de cáscara de Psyllium (polvo)

1 cucharada de polvo de hornear

1 cucharada de vinagre de manzana

1/4 taza de agua hirviendo

1/2 cucharadita de sal

2 claras de huevo

2 huevos (tamaño mediano)

INSTRUCCIONES:

Precaliente su horno a 350° F (177° C).

En un tazón, ponga todos sus ingredientes secos y mezcle a fondo.

Agregue los huevos y el aceite de coco. Luego agregue el vinagre de manzana y mezclar.

Agregue el agua hirviendo en partes. (No necesita usar toda la cantidad) Revuelva para que se combine bien con la mezcla.

Cubra su bandeja de horno con papel de hornear.

Hacer 6 divisiones de la masa y hacer bolitas con las manos

Coloque las bolas de masa sobre el papel de hornear.

Hornee durante 30 minutos o hasta que estén dorados.

Panecillos De Harina De Coco Y Almendras (Sin Huevos)

INGREDIENTES:

1/4 taza (30 g) de harina de coco

1 y 1/4 taza (150 g) de harina de almendras

1/4 taza de cáscara de Psyllium (molida)

1 taza de agua caliente (40º C)

1 cucharada de aceite de oliva

2 cucharaditas de vinagre de manzana

2 cucharaditas de polvo de hornear

1/2 cucharadita de sal

2 cucharadas de semillas de sésamo (opcional)

INSTRUCCIONES:

Precaliente su horno a 375º F / 191ºC.

Agregue todos sus ingredientes secos en un tazón. (Harina de coco, harina de almendras, polvo de Psyllium, levadura, sal).

Mezcle el aceite de oliva y el vinagre de manzana en el agua caliente y .revuelva. Agregue esta mezcla en un tazón y únala con los ingredientes secos, y revuelva por un minuto. La harina absorberá el agua. Formando la masa. La masa será suave y pegajosa. Déjala durante 10 minutos para que la mezcla de agua se absorba bien.

Separe la masa en 6 porciones iguales. Forma 6 bolas de masa.

Cubra la bandeja de horno con papel pergamino.

Coloque las bolas en la bandeja para hornear y espolvoree semillas de sésamo en la parte superior. Presione las semillas en la masa para evitar que se caigan.

Hornee durante 40 minutos a 375° F en la sección inferior del horno por los primeros 30 minutos. Luego colóquela en la parte superior por el tiempo restante. Retirar del horno y dejar enfriar.

Pan de Jengibre con Glaseado

INGREDIENTES:

½ Taza de manteca, suavizada

½ Taza de endulzante natural que prefieras

½ Cucharadita de extracto de vainilla

4 onzas de queso crema, suavizado

1 huevo grande

1 ½ taza de harina de almendras

1 ½ cucharadita de polvo de hornear

2 cucharaditas jengibre molido

1 cucharadita de canela molida

½ cucharada de clavo molido

½ cucharadita de nuez moscada molida

1 pizca de sal

<u>Para glaseado:</u>

4 onzas de queso crema, suavizado

1 cucharada extracto de vainilla

1½ Onzas de endulzante natural que prefieras

¼ taza de nueces, picadas toscamente

INSTRUCCIONES:

Precalentar el horno a 330° F (166° C).

Agregue la mantequilla ablandada y el endulzante a su batidora y batir a velocidad media con el accesorio de batidor.

Mezcle el huevo, el queso crema ablandado y el extracto de vainilla juntos.

Combinar los otros ingredientes secos (harina de almendras, polvo hornear, jengibre, canela, clavo de olor, nuez moscada, sal) en un tazón.

Combine y mezcle los ingredientes secos y húmedos en la batidora.

Alinear la mezcla a la bandeja de cocción con papel pergamino después de engrasarlo ligeramente. Vierta la masa en la bandeja.

Hornear durante 50 minutos aproximadamente. Usted puede comprobar si está listo insertando un palillo en el centro de la barra. Si el palillo sale limpio, está listo.

Después de hornear, deje enfriar el pan durante al menos 10-15 minutos dentro de la cacerola, luego transferir a una rejilla para que enfríe.

Para el glaseado, añadir extracto de vainilla, queso crema suavizado, y el endulzante a la batidora y combinar hasta que la mezcla este suave.

Después de que el pan se haya enfriado completamente, extender el glaseado sobre el pan. Agregar las nueces, pero también puede utilizar pistachos y anacardos.

Pan rápido de 3 minutos con Harina de Almendras

INGREDIENTES:

1 cucharada de mantequilla derretida

3 cucharadas de harina de almendras

1 pizca de sal marina

½ Cucharadita de polvo de hornear sin gluten

1 cucharadita de polvo de cáscara de Psyllium

1 huevo

INSTRUCCIONES:

Con esta receta van a salir 2 rebanadas de pan aproximadamente.

Mezclar todos los ingredientes secos (harina de almendras, levadura en polvo, sal de mar, cáscara de Psyllium) en un recipiente. Se recomienda que

La harina de almendras se blanquee y se triture finamente antes, para obtener los mejores resultados.

Mezcle los ingredientes secos con la mantequilla y el huevo. Batir hasta que la mezcla este suave.

Transfiera la mezcla a un recipiente cuadrado pequeño seguro para Microondas.

Colocar la mezcla en el Microondas en alto durante 90 segundos. Si crees que el pan todavía está demasiado líquido, cocinarlo en el microondas durante unos 20 segundos más. Comprobar con un palillo si está listo el pan.

Con esta receta salen dos rebanadas, Si usted siente que todavía hay un sabor a huevo en el pan, puede considerar tostar el pan. Esto también puede ayudar a mejorar su textura.

Pan Fácil de 2 minutos

INGREDIENTES:

3 cucharaditas de harina de almendras

1/2 cucharadita de polvo de hornear

1.5 cucharadita aceite (puede ser aceite de oliva)

1 huevo

INSTRUCCIONES:

En un pequeño Bowl, mezclar bien el polvo de hornear y la harina de almendras hasta que no haya grumos.

Añadir el aceite y el huevo.

Batir como si estuvieras haciendo una tortilla.

Verter la mezcla en un envase cuadrado alto previamente engrasado con aceite.

Colocar en el microondas en alto durante 90 segundos.

Al final de 90 segundos, tendrás un bollo en la forma de la del envase. Lo puedes rebanar si quieres.

Este pan lo puedes acompañar con huevos, tocino, incluso lo puedes untar con crema.

PANES TIPO BAGELS

93

Bagel De Queso Crema Y Mozzarella

INGREDIENTES:

1 y 1/2 taza de harina de almendras

2 y 1/2 tazas de queso mozzarella (rallado)

1 cucharada de polvo de hornear

2 oz de queso crema

2 huevos (grandes)

Semillas de sésamo (opcional)

INSTRUCCIONES:

Precaliente su horno a 400º F / 204º C.

En un tazón limpio, revuelva la harina de almendras y el polvo de hornear.

En otro tazón (apto para microondas), ponga el queso mozzarella y el queso crema caliéntelo en el Microondas por un minuto, retire y revuelva. Vuelva a colocarlo en el microondas de nuevo por otro minuto y retirar. Asegúrese que todo el queso se haya derretido.

Batir los huevos y combinarlos con el queso.

Agregue la mezcla de huevo y queso a la harina y revuelva. Usando tus manos, amase hasta que se forme una masa.

Separe la masa en 6 porciones iguales y forme 6 panecillos.

Forre una bandeja para hornear con papel pergamino y coloque las 6 piezas. Espolvorea con las semillas de sésamo en cada pieza, presionando la masa para evitar que se caigan.

Hornee las piezas durante unos 15 minutos o hasta que se doren.

<u>Nota</u>: en lugar de amasar, puede usar una batidora de pie o un procesador de alimentos. Mójese las manos con aceite porque la masa puede ser pegajosa.

Bagel De Harina De Almendras Con Queso Mozzarella

INGREDIENTES:

2 y 1/4 tazas de harina de almendras

3 y 1/2 tazas de queso mozzarella (rallado)

5 oz de queso crema (en cubos)

1 cucharada de polvo de hornear

1 cucharada de sazonador para Bagel, o puedes ponerle el sabor que quieras, puede ser: orégano, parmesano rallado etc.

12 huevos (grandes y batidos)

1 clara de huevo (batida)

INSTRUCCIONES:

En un tazón, ponga la harina de almendras y el polvo de hornear y mezclar bien.

En otro tazón colocar el queso mozzarella y el queso crema y llevarlo al microondas por un minuto. Retire, revuelva y vuelva a llevar al microondas durante 30 segundos hasta que el queso se derrita.

Agregue los dos huevos batidos y el queso a la mezcla de harina, combinar. Amasar para que se forme la masa, engrase sus manos porque generalmente la masa es pegajosa.

Separe la masa en 8 porciones iguales.

Forme las porciones en 8 bolas y haga un agujero en el medio. Haga la forma de pan deseada.

Forre su bandeja para hornear con papel pergamino y coloque los panes. Barnice con la clara de huevo batida cada pan.

Espolvorea las piezas con todo el condimento de Bagel o cualquier Condimento particular de su elección.

Hornee por 15 minutos a 425º F (218º C) hasta que se doren bien.

Bagel De Harina De Coco Con Queso Mozzarella

INGREDIENTES:

1/2 taza de harina de coco

1 y 1/2 tazas de queso mozzarella (rallado)

2 cucharadas de levadura en polvo

2 cucharadas de mantequilla (derretida)

2 oz de queso crema

2 huevos (grandes y batidos)

INSTRUCCIONES:

Precaliente su horno a 400° F (204° C)

En un tazón limpio, ponga la harina de coco y el polvo de hornear, mezclar bien.

En un recipiente apto para microondas, ponga el queso mozzarella y el queso crema y caliente por un minuto, retire el tazón y revuelva. Vuelva a colocar en el Microondas por otro minuto hasta que el queso este completamente derretido

Agregue el queso, los huevos y la mantequilla a la mezcla de harina. Amasar con tus manos para crear la masa. (Engrasa tus manos porque la masa es generalmente pegajosa)

Separar la masa en 6 porciones iguales.

Amasar y darle la forma de Bagel.

Cubra el horno con papel de hornear o engrase con aceite de coco. Coloque cada pieza en el papel de hornear.

Hornee por 15 minutos (o hasta que se doren) a 400ª F (204º C).

Bagel De Nuez De Macadamia

INGREDIENTES:

1 taza de mantequilla de coco

1 taza de nueces de Macadamia (tostadas o sin sal)

2 cucharadas de sazonador para Bagel, sésamo u orégano, o lo que más te guste

1 cucharada de jugo de limón

1 cucharadita de bicarbonato de sodio

1/2 cucharadita de sal

5 huevos

Media ralladura de limón

INSTRUCCIONES:

Precaliente su horno a 350º F (177º C) después de colocar la parrilla en el medio.

Usando un procesador de alimentos, procese las nueces de Macadamia por 30 segundos hasta ponerse cremoso.

Asegurándose de que la máquina está funcionando, agregue los huevos uno por uno. Cada huevo debe estar bien antes de agregar al siguiente.

Apague la máquina y ponga la mantequilla y la sal en la masa y amase esta se volverá suave, agregue la ralladura de limón, el bicarbonato de sodio y jugo de limón. Procese por aproximadamente 15 segundos.

Engrase la bandeja de panecillos con aceite de coco.

Haga bolas con la masa, recuerde engrasar sus manos para que la masa no se le pegue.

Espolvorea con el aderezo o sazonador de Bagel y presionar.

Hornee por 20 minutos o cuando esté dorado en la parte superior.

Bagel Rosemary

INGREDIENTES:

1 1/2 tazas de harina de almendras

3/4 cucharadita de bicarbonato de sodio

3/4 cucharadita de goma de xantano

1/4 cucharadita de sal

3 cucharadas de polvo de cáscara de Psyllium

1 huevo entero

3 claras de huevo

1/2 taza de agua tibia

1 cucharada de romero picado

Aceite de Oliva

INSTRUCCIONES:

Precaliente el horno a 250º F (121º C).

Mezcle la harina de almendras, la goma de xantano, el bicarbonato de sodio y la sal en un tazón.

En un recipiente aparte, mezcle los huevos y el agua tibia. Agregue la cáscara de Psyllium hasta que no haya grumos.

Agregue ingredientes líquidos a los ingredientes secos.

Cubra el molde de Bagel con aceite de oliva.

Presione la masa en el molde.

Espolvorea romero encima.

Coloque en el horno y hornee por 45 minutos.

Retirar y enfriar durante 15 minutos antes de cortar.

Bagels De Coliflor Y Cúrcuma

INGREDIENTES:

1 cabeza de coliflor mediana o alrededor de 2 tazas de arroz de coliflor firmemente empacado procesado

2 huevos

2 cucharadas de harina de coco

¼ cucharadita de cúrcuma molida

Pizca de sal y pimienta

INSTRUCCIONES:

Precaliente el horno a 400 ° F (204º C).

Forre una bandeja para hornear con papel pergamino y reserve.

Tome su coliflor y use un cuchillo afilado para cortar la base. Retire las partes verdes y use sus manos para romper la coliflor en floretes. Enjuague los floretes rápidamente y séquelos.

Luego, prepare arroz de coliflor colocando las flores en el tazón de un procesador de alimentos con la cuchilla con forma de "S". Pulsa durante unos 30 segundos hasta que la coliflor tenga aproximadamente el tamaño del arroz. Debes tomar alrededor de dos tazas de arroz de coliflor firmemente empacado.

Coloque el arroz de coliflor en un recipiente apto para microondas con aproximadamente una cucharadita de agua. Cubra con una envoltura de plástico y haga algunos agujeros para dejar escapar el vapor. Microondas el arroz de coliflor durante unos 3 minutos. Alternativamente, puede cocer al vapor el arroz de coliflor en la estufa en una canasta de vapor.

Destape el tazón y deje que el arroz de coliflor se enfríe durante unos 5 minutos. Luego, use una cuchara grande para poner el arroz de coliflor en una bolsa de leche de nueces o un paño de cocina limpio. Exprima el exceso de humedad, teniendo cuidado de no quemarse las manos.

Vierte el arroz de coliflor en un tazón mediano y agrega los huevos, la cúrcuma y una pizca de sal y pimienta negra.

Usa tus manos para formar la mezcla en 6 bollos, colocándolos en la bandeja para hornear.

Hornee durante 25-30 minutos o hasta que la parte superior se dore un poco.

Los bollos de coliflor se sirven mejor directamente del horno. No se refrigeran ni se vuelven a calentar bien (se volverán blandas), ¡pero son tan deliciosos que sin duda los comerá de inmediato!

Muffins De Pan De Maíz Y Jalapeño Con Arándanos

INGREDIENTES:

1 taza de harina de coco

1/3 taza de edulcorante de tu preferencia

1 cucharada de levadura en polvo

1/2 cucharadita de sal

7 huevos grandes, ligeramente batidos

1 taza de leche de almendras sin azúcar

1/2 taza de mantequilla, derretida o aceite de aguacate

1/2 cucharadita de vainilla

1 taza de arándanos frescos, cortados por la mitad

3 cucharadas de pimientos jalapeños picados

1 jalapeño, sin semillas, en rodajas en 12 rodajas, para decorar

INSTRUCCIONES:

Precaliente el horno a 325° F (163° C) y engrase bien un molde para panecillos o forre con papel de cocina.

En un tazón mediano, mezcle la harina de coco, el edulcorante, el polvo de hornear y la sal.

Agregue los huevos, la mantequilla derretida y la leche de almendras y revuelva vigorosamente. Agregue el extracto de vainilla y continúe revolviendo hasta que la mezcla esté suave y bien combinada. Agregue los arándanos picados y los jalapeños.

Divida la masa uniformemente entre los moldes para muffins preparados y coloque una rebanada de jalapeño encima de cada uno.

Hornee de 25 a 30 minutos o hasta que las partes superiores estén listas y un palillo insertado en el centro salga limpio. Deje enfriar 10 minutos en la sartén, luego transfiéralas a una rejilla para que se enfríen completamente.

Bagel Con Ajo Y Semillas De Sésamo

INGREDIENTES:

1 taza (120 g) de harina de almendras

1/4 taza (28 g) de harina de coco

1 cucharada (7 g) de polvo de cáscara de Psyllium

1 cucharadita (2 g) de polvo de hornear

1 cucharadita (3 g) de ajo en polvo

Pizca de sal

2 huevos medianos (88 g)

2 cucharaditas (10 ml) de vinagre de vino blanco

2 1/2 cucharadas (38 ml) de ghee, derretidas

1 cucharada (15 ml) de aceite de oliva

1 cucharadita (5 g) de semillas de sésamo

INSTRUCCIONES:

Precaliente el horno a 320 ° F (160 ° C).

Combine la harina de almendras, la harina de coco, la cáscara de Psyllium en polvo, el polvo de hornear, el ajo en polvo y la sal en un tazón.

En un recipiente aparte, mezcle los huevos y el vinagre. Rocíe lentamente el ghee derretido (que no debe estar muy caliente) y mezcle bien.

Agregue la mezcla húmeda a la mezcla seca y use una cuchara de madera para combinar bien. Dejar reposar durante 2-3 minutos.

Divide la mezcla en 4 porciones del mismo tamaño. Usando sus manos, forme la mezcla en forma redonda y colóquela en una bandeja forrada con papel pergamino. Usa una cuchara pequeña o un deshuesador de manzanas para hacer el agujero central.

Cepille las tapas con aceite de oliva y esparza sobre las semillas de sésamo. Hornee en el horno durante 20-25 minutos hasta que esté bien cocido. ¡Deje enfriar un poco antes de disfrutar!

Bagel Keto En 90 Segundos

INGREDIENTES:

1/3 taza (35 g) de harina de almendras

1/2 cucharadita (2 g) de polvo de hornear

Una pizca de sal

1 huevo batido

2 1/2 cucharadas (37 ml) de ghee o aceite de coco, calentado para que se derrita

Condimento italiano u otras hierbas y especias, al gusto

INSTRUCCIONES:

Batir todos los ingredientes en un tazón.

Vierta la mezcla en una taza o recipiente apto para microondas.

Llévelo al microondas durante 90 segundos a temperatura alta (este tiempo puede variar dependiendo de su microondas)

Dejar enfriar, retirar de la taza y cortar en 4 rebanadas.

Puedes tostarlo o disfrutarlo como está.

BAGUETTES

Palillos De Harina De Almendras Y Harina De Coco

INGREDIENTES:

1 y 1/2 taza (150 g) de harina de almendras

1/2 taza (60 g) de harina de coco

1/3 taza de cáscara de Psyllium (en polvo)

1/2 taza (75 g) de harina de lino

1/4 taza de vinagre de manzana / vinagre de vino blanco

3/4 taza de suero de leche (bajo en grasa)

1 taza de agua tibia

1 cucharadita de sal marina

1 cucharadita de bicarbonato de sodio

6 claras de huevo (grandes)

2 huevos (grandes)

INSTRUCCIONES:

Precaliente su horno a 350º F (177º C).

En un tazón limpio, mezcle todos sus ingredientes secos. (Harina de lino, harina de almendras, harina de coco, cáscara de Psyllium en polvo, bicarbonato de sodio, sal)

En otro tazón mezcle los huevo las claras de huevo y el suero de leche y mezclar bien.

Agregue la mezcla de huevo al primer tazón con la mezcla de harina, procese con una batidora eléctrica.

Una vez que la masa esté espesa, agregue el agua y el vinagre. Procese nuevamente usando su mezclador hasta que esté completamente mezclado.

Crea 8 palillos con una cuchara

Alinee su bandeja de horno con papel pergamino y coloque los palillos sobre ella. (Deje espacio entre ellos porque se levantarán). Haga cortes diagonales en los palillos.

Primero hornee por 10 minutos

Reduzca el fuego a 300º F (149º C) horneando por 35 minutos.

Sáquelos y déjelos enfriar.

<u>Nota</u>: Si el Psyllium viene en cascaras use una licuadora para volverlos polvo.

Baguette

INGREDIENTES:

1/4 taza de harina de coco

1/3 taza de leche de coco

1/3 taza de cáscara de Psyllium (en polvo)

2 cucharadas de aceite de coco

1/2 cucharadita de sal

1/2 cucharadita de bicarbonato de sodio

1/2 cucharadita de vinagre de sidra de manzana

2 claras de huevo

4 huevos

INSTRUCCIONES:

Precaliente su horno a 350º F (177º C).

En un tazón limpio, bata las claras de huevo, los huevos, la leche de coco y el aceite.

Agregue la harina de coco y el Psyllium y mezcle bien.

Agregue el bicarbonato de sodio, la sal y el vinagre y mezcle bien.

Darle unos minutos para espesar y luego formar un solo baguette largo.

Cubra con pergamino una bandeja y coloque el baguette.

Hornear durante 55 minutos.

Dejar enfriar después de sacarlo del horno.

Pan Francés

INGREDIENTES:

2 Onzas de harina de almendras

4 oz mantequilla derretida

6 oz queso crema

2 cucharadas de cáscara de Psyllium (en polvo)

2 cucharadas de harina de coco

2 cucharadas de semillas de sésamo (opcional)

2 cucharaditas de levadura en polvo

1/5 cucharadita de comino (molida)

1/5 cucharadita cardamomo (molido)

6 huevos

INSTRUCCIONES:

En un tazón limpio, bata el huevo con el queso crema y mantequilla hasta que se suavice.

Añadir los ingredientes restantes y mezclar bien. Dejar reposar durante 10 minutos.

Precaliente su horno a 425º F (218º C).

Formar 5 baguettes y hacer cortes diagonales en la parte superior.

Alinee su bandeja de hornear con pergamino y coloque los baguettes encima. Rocíe semillas de sésamo en las baguettes.

Colocar las baguettes en el horno y después de diez minutos bajar la temperatura a 350º F.

Hornee durante 30 minutos. Estará listo cuando la parte superior del pan tome un color dorado.

Retire y deje que se enfríe.

Baguette Francesa Con Requesón

INGREDIENTES:

250g de semillas de girasol

20g levadura fresca

120g queso cottage o requesón (al final el libro está la receta sin lácteos del requesón)

150g de queso crema

1/4 taza de agua

2 huevos

Sal al gusto

INSTRUCCIONES:

Use una licuadora para moler las semillas de girasol formando una harina.

En un tazón, ponga 1/3 de la cantidad de semillas molidas y levadura en pedazos. Deja actuar durante 10 minutos.

Asegúrese de que el queso cottage está completamente libre de agua.

Incluir todos los ingredientes restantes en el recipiente y mezclar minuciosamente.

Precalienta tu horno a 350º F (177º C)y cubra la bandeja de hornear con papel de pergamino.

Amasar 2 baguetes largos o 4 pequeños y colocarlos en la bandeja de hornear.

Hornee durante 35 minutos. (Después de los primeros 15 minutos cúbralo con papel de aluminio si indica algún signo de quemadura tostado inicial.)

Al terminar, sacar del horno y dejar enfriar.

PIZZAS

Pizza Sin Harinas Con Corteza De Queso

INGREDIENTES:

Ingredientes (para la corteza)

3 huevos

4 onzas de queso mozzarella

Ingredientes (para la salsa)

Cebolla roja

Salsa de tomate

Pesto

Mozzarella rallado

Pollo cocinado y en cubos

INSTRUCCIONES:

Precalentar el horno a 400º F (204º C)y cubra una bandeja de hornear con papel de aluminio o una estera de silicona.

Combine los huevos batidos y el queso rallado en un tazón y mezcle hasta que este suave.

Verter la mezcla en un molde para hornear mezclando uniformemente con una espátula.

Hornear durante unos 10-15 minutos hasta que se dore ligeramente y luego quitar la corteza de la pizza.

Cubra con la salsa de tomate, el pollo, la cebolla, la salsa pesto y por último el queso mozzarella.

Hornee de nuevo durante unos 10 minutos hasta que el queso se derrita.

Pizza Keto Con Pepperoni

INGREDIENTES:

Ingredientes (base de pizza)

2 Tazas De Queso Mozzarella

4 cucharaditas de polvo de hornear

3 Onzas De Queso Crema

2 huevos grandes

¾ Taza de Harina de Almendras

2 Cucharadas De Condimento Italiano, especies italianas

3 Cucharadas de queso parmesano rallado

(Ingredientes de la Salsa)

½ Taza de salsa Marinara

Pepperoni

1 ¼ de Taza de queso Mozzarella

INSTRUCCIONES:

Cómo preparar (base de la Pizza)

Combine 2 Tazas de Queso Mozzarella y 3 Onzas de queso crema en un microondas hasta que se derritan.

Retire del Microondas y revuelva. Si no se derrite por completo regresa la mezcla al Microondas y vuelve a calentar.

En un tazón pequeño mezclar la harina de almendras, el polvo de hornear, condimento italiano, queso parmesano y huevos.

Combine los ingredientes del tazón más pequeño en el más grande y mezclar bien.

Vierte el resto de la Mozzarella en la parte superior y mezclar bien.

Haga una bola con la masa.

Coloque una papel de plástico sobre la mesa espolvoree ligeramente con Queso parmesano.

Coloque la masa sobre este papel y hacer rodar bola para que se impregne del queso parmesano.

Coloque la masa en el refrigerador durante unos 20 minutos para que se endurezca un poco.

Precalentar el horno a 425° F (218° C).

Retire la masa de la nevera.

Extender uniformemente la masa sobre una bandeja engrasada.

Hornear durante unos 25 minutos o hasta que se Dore por todas partes.

Retirar del horno inmediatamente para que enfríe un poco.

<u>(Salsa para Pizza)</u>

Vierta ½ taza de salsa Marinara Sobre la pizza, dejando la parte exterior de 1 pulgada de la corteza seca.

Espolvorear el Queso Mozzarella en la parte superior de la Salsa Marinara.

Añade Pepperoni.

Hornear a 425º F (218º C) durante unos 10 minutos hasta que el queso empiece a burbujear. Saque la pizza y disfrute

<u>Nota</u>: puede utilizar cualquier otro ingrediente que no sea pepperoni en su pizza

Pizza Keto Con Harina De Almendras Y Harina De Coco

INGREDIENTES:

12 onzas de queso mozzarella rallado

2 onzas de queso crema

1 taza de harina de almendras finamente molidas

1/4 cucharadita de sal

2 cucharadas de harina de coco

2 cucharaditas de polvo de hornear

2 huevos

INSTRUCCIONES:

Coloque una piedra para pizza o una bandeja para hornear a precalentar a 350º F (177º C).

Combinar el queso mozzarella y el queso crema en un envase en el microondas y caliente a intervalos de 30 segundos hasta que están bien derretidos y tengan una consistencia pegajosa.

Añadir la harina de almendras, la harina de coco y el polvo de hornear a la crema de queso fundido y queso mozzarella y revuelva.

Si la masa es demasiado firme, colocar en el Microondas durante unos 15 segundos hasta que se ablande.

Retire el tazón del Microondas y agregue los huevos a la masa y mezclar.

Presione la masa de nuevo hasta que sea uniforme en color y textura.

Enharine un de trozo de papel de pergamino ligeramente con harina de almendras.

Colocar la masa sobre el pergamino y amasar hasta que quede suave y dele la forma deseada de pizza y que no quede tan gruesa.

Perforar toda la masa con un tenedor para evitar que se infle demasiado en el horno.

Colocar la masa aun con el papel de pergamino, en la parte superior de la piedra para pizza o Plancha para hornear en el horno precalentado y hornear durante 6 a 8 minutos o hasta que la masa se cocine solo un poco.

Retire la corteza del horno.

Agregue los ingredientes de su elección a su pizza.

Regrese la pizza al horno durante unos 10 minutos y Hornee hasta que los bordes se Doren y el queso de arriba se derrita.

<u>Nota</u>: la harina de Almendras puede ser sustituida con harina de coco.

Pizza Keto de Coliflor

INGREDIENTES:

1-2 tazas de queso mozzarella

1 huevo

1 cabeza mediana de coliflor (2 a 3 tazas procesado)

1/4 taza de queso parmesano rallado

1/4 de taza de queso mozzarella

1/4 cucharadita de sal

1/2 cucharadita de ajo en polvo

1/2 cucharadita de albahaca o Romero picado

1/2 cucharadita de orégano picado

1 taza de salsa marinara

INSTRUCCIONES:

Precaliente el horno a 500º F (260º C).

Coloque la coliflor en un procesador de alimentos y pulse sobre ella hasta que se parezca al arroz.

Coloque la coliflor en un recipiente seguro para Microondas y caliéntelo descubierto durante 4-5 minutos.

Retírelo del Microondas y déjelo enfriar al menos 4-5 minutos.

Después de enfriar, vierta la coliflor en una toalla de cocina y exprimir todo el líquido fuera de él.

Agregue huevo, ajo, queso y condimentos a la coliflor y amasar y estirar.

Untar ligeramente un pedazo de papel y colocarlo en una bandeja para pizza.

Extender la masa sobre el papel de pergamino en la bandeja para pizza.

Hornee la corteza durante aproximadamente 10-15 minutos.

Una vez que la corteza esté dorada y crujiente, quítela del horno.

Agregue los ingredientes de su elección.

Coloque la pizza de nuevo en el horno y Hornee durante 2-5 minutos hasta que el queso se derrita.

<u>Nota</u>: si no tienes un procesador de comida, usa un rallador de queso para rallar la coliflor.

Bagels De Pizza

INGREDIENTES:

1/2 taza de salsa para pizza

4 panecillos (bagels), cortados en dos partes

1 ½ tazas de mozzarella rallada o queso Cheddar (6 oz)

Rodajas de pepperoni, pimiento picado, champiñones en rodajas o salchicha cocida, o lo que desees colocar como cobertura

INSTRUCCIONES:

Caliente el horno a 425°F (218° C). Extienda 1 cucharada de salsa de pizza sobre cada la mitad del Bagel. Espolvoree cada uno con queso y la cobertura deseada. Coloque los bagels con la cobertura para pizza y el queso en una bandeja para galletas sin engrasar.

Hornee de 5 a 10 minutos o hasta que el queso se derrita.

Panecillos Tipo Pizza

INGREDIENTES:

2 ½ tazas de queso mozzarella rallado

3 huevos batidos

1 ½ taza de harina de almendras

1 cucharadita de polvo de hornear

2 Onzas de queso crema

1/2 taza de queso Parmesano rallado

1 cucharadita de condimento de Romero

1/2 taza de Cheddar suave rallado o un queso o su elección

1/2 taza de mini rodajas de pepperoni

<u>Opcional</u>:

Jalapeños rebanados

Aerosol antiadherente

INSTRUCCIONES:

Combine la harina de almendras con el polvo de hornear hasta que estén completamente mezclados.

Derretir el queso Mozzarella y el queso crema durante 1 minuto en el Microondas.

Una vez que el queso se haya derretido, añadir la mezcla de harina y los huevos y amasa hasta que se forme una bola pegajosa. Siempre uso una estera de silicona en la encimera para hacer este paso.

Una vez que la masa se ha unido y todos los ingredientes estén totalmente mezclados, espolvorear la parte superior de la masa con una pequeña cantidad de queso parmesano. Esto ayudará a que la masa no se vuelva pegajosa. Dar vuelta a la masa y espolvorea una pequeña cantidad en la parte de atrás de la masa también.

Formar la masa en una bola y cortarla por la mitad. Seguir cortando el masa hasta obtener alrededor de 16 piezas de cada lado, un total de 32 piezas (más o menos).

Espolvorear cada bola de masa nuevamente con queso parmesano mezclado con una cucharadita de Condimento de Romero. Este es el secreto para que la masa no se pegue además tiene un sabor muy delicioso.

Rocíe una bandeja con aerosol antiadherente.

Coloque la primera capa de 16 bolas de masa en una bandeja para pan.

A continuación, añadir una capa de tiras de queso, mini rodajas de pepperoni, y jalapeño si lo desea.

Añadir la siguiente capa de 16 bolas de masa arriba de la primera capa.

Encima de la Última capa agregar el resto del queso rallado, mini rebanadas de pepperoni y jalapeños.

Hornear a 350 grados F (177º C) durante 25 minutos o hasta que se Doren. Puede tomar un poco más de tiempo si tu molde es más grueso.

Pizza en Microondas (Baja en Carbohidratos)

INGREDIENTES:

1 cucharadita. Mantequilla sin sal derretida

1 huevo grande

1 cucharadita. La leche de almendras

1 cucharadita. Harina de almendra superfina

1 cucharadita. Harina de coco (no sustituir con harina de almendras)

1/8 de cucharadita. Polvo de hornear

1/8 de cucharadita. Condimento italiano

1 cucharadita queso parmesano rallado

1 cucharadita queso mozzarella rallado

1 cucharadita salsa de tomate bajo en azúcar (opcional)

6-8 rueditas de mini pepperoni

INSTRUCCIONES:

En una taza grande y ancha (cerca de 4 pulgadas de ancho) apta para microondas, agregue la mantequilla, el huevo, la leche, la harina de almendras, la harina de coco, la levadura en polvo.

Batir hasta que la masa esté suave. Revuelva con el condimento italiano y queso parmesano.

Cocinar en el Microondas a plena potencia durante unos 90 segundos, o hasta que el pan esté cocido.

Extender la salsa de tomate (si se usa) sobre la superficie del pan. Esparcir queso mozzarella sobre la salsa. Coloque los mini pepperoni en la parte superior del queso. Cocine durante 30 segundos adicionales o hasta que el queso se derrita. Disfrute mientras todavía está caliente.

<u>Nota:</u>

No sustituya la harina de coco con la harina de almendras. Esta masa necesita harina de coco para trabajar. La harina de coco es altamente absorbente y

Absorberá una gran cantidad de líquido en la masa, que luego le ayudara a formar el pan.

Pizza en 5 minutos

INGREDIENTES:

Base de la pizza

2 huevos grandes

2 cucharaditas de queso parmesano

1 cucharadita de polvo de Psyllium

1/2 cucharadita de especies italianas o sazonador italiano

Sal a gusto

2 cucharaditas de aceite o ghee

<u>Topping</u>:

1.5 onza de queso mozzarella

3 cucharaditas de salsa de tomate

1 cucharadita de orégano fresco

INSTRUCCIONES:

En un Bowl mezcle todos los ingredientes de la base para la pizza y reserve.

En un sartén caliente agregue la cucharadita de aceite o ghee para freír y vierta la mezcla de la pizza. Cuando los extremos estén dorados voltee la mezcla para que se cocine por el otro lado. Retire de la hornilla y encienda el horno.

Agregue a la base de la pizza la salsa de tomate, el queso y el orégano fresco y hornee hasta que el queso le salgan burbujas.

Pizza De Coliflor Y Harina De Coco (SIN LÁCTEOS)

INGREDIENTES:

2 tazas de coliflor rallada

2 cucharadas de harina de coco

1/2 cucharadita de sal

4 huevos

1 cucharada de polvo de cáscara de Psyllium

Ingredientes adicionales: salmón ahumado, aguacate, hierbas, espinacas, aceite de oliva

INSTRUCCIONES:

Precaliente el horno a 350º F (177º C). Forre una bandeja para pizza o una bandeja con pergamino.

En un tazón, agregue todos los ingredientes excepto los ingredientes adicionales y mezcle hasta que se combinen. Ponga a un lado durante 5 minutos para permitir que la harina de coco y la cáscara de Psyllium absorban el líquido y se espesen.

Con cuidado, vierta la base de pizza de desayuno en la sartén. Usa tus manos para moldearlo en una masa redonda y uniforme de pizza.

Hornee por 15 minutos, o hasta que estén doradas y completamente cocidas.

Retire del horno y cubra la pizza del desayuno con los ingredientes adicionales. Servir tibio.

Masa De Pizza De Harina De Coco

INGREDIENTES:

3/4 de taza de harina de coco

3 cucharadas de polvo de cáscara de Psyllium

1 cucharadita de ajo en polvo

1/2 cucharadita de sal

1 cucharadita de vinagre de manzana

1/2 cucharadita de bicarbonato de sodio

3 huevos

1 taza de agua hirviendo

INSTRUCCIONES:

Precaliente el horno a 350º F (177º C).

Mezcle la harina de coco con la cáscara de Psyllium en polvo, el ajo en polvo y la sal hasta que esté completamente incorporado.

Agregue vinagre de manzana, bicarbonato de sodio y huevos. Mezclar todo junto.

Mezcle agua hirviendo y revuelva hasta incorporar. Si la masa es demasiado pegajosa, agregue más harina de coco hasta que tenga la consistencia deseada. Sin embargo, la masa naturalmente será un poco pegajosa, por lo que es posible que desee usar los dedos húmedos para extender la masa.

Extienda la masa en una bandeja para hornear hasta el grosor deseado. Me gusta que la mía sea bastante delgada, por lo que mi masa generalmente cubre toda la bandeja para hornear.

Coloque en un horno precalentado durante 15-20 minutos, o hasta que los bordes comiencen a dorarse.

Cubra con salsa, queso y los ingredientes deseados y vuelva a colocar en el horno hasta que el queso se derrita.

Mini Pizza Paleo

INGREDIENTES:

8 claras de huevo grandes para bases más gruesas, use 5 huevos enteros y 3 claras de huevo

1/4 taza de harina de coco tamizada

1/2 cucharadita de polvo de hornear

Especias de elección sal, pimienta, especias italianas

Harina de coco extra hecha polvo para espolvorear

Si vas a usar harina de almendras en vez de harina de coco estos son los ingredientes:

8 claras de huevo grandes

1/2 taza de harina de almendras

1/2 cucharadita de polvo de hornear

Especias de elección sal, pimienta, especias italianas

Para la salsa de pizza

1/2 taza de salsa de tomate

2 dientes de ajo machacados

1/4 cucharadita de sal marina

1 cucharadita de albahaca seca

INSTRUCCIONES:

Para hacer las bases de pizza / costras

En un tazón grande, bata los huevos / claras de huevo hasta que estén opacos. Tamizar la harina de coco o la harina de almendras y batir muy bien hasta que se eliminen los grumos. Agregue el polvo de hornear, las especias mezcladas y continúe batiendo hasta que esté completamente combinado.

A fuego lento, caliente una sartén pequeña y engrase ligeramente.

Una vez que la sartén esté caliente, vierta la masa en la sartén y asegúrese de que esté completamente cubierta. Cubra la sartén con una tapa / bandeja durante 3-4 minutos o hasta que las burbujas comiencen a aparecer en la parte superior. Voltee, cocine por 2 minutos adicionales y retírelo de la sartén. Observe esto, ya que puede quemarse bastante rápido.

Continúe hasta que toda la masa se agote.

Deje enfriar las bases de pizza. Una vez frío, use un pincho y haga agujeros en la parte superior, para cocinar de manera uniforme. Espolvorear muy ligeramente con una pizca de harina de coco.

<u>Para hacer la salsa</u>

Combine todos los ingredientes y deje reposar a temperatura ambiente durante al menos 30 minutos. Esto se espesa.

Para obtener una base de pizza crujiente, hornee en el horno durante 3-4 minutos antes de agregar sus ingredientes. Si desea congelarlos, deje que las bases de la pizza se enfríen por completo antes de cubrirlas con una pizca de harina de coco y una fina capa de salsa para pizza. Asegúrese de que cada base de pizza esté dividida con papel pergamino antes de colocarla en el congelador.

FOCACCIA

Focaccia De Ajo Y Hierbas

INGREDIENTES:

Ingredientes secos

1 taza de harina de almendras

¼ taza de harina de coco

½ cucharadita de goma de xantano

1 cucharadita de ajo en polvo

1 cucharadita de sal gruesa

½ cucharadita de bicarbonato de sodio

½ cucharadita de polvo para hornear

Ingredientes húmedos

2 huevos

1 cucharada de jugo de limón

2 cucharaditas de aceite de oliva + 2 cucharadas de aceite de oliva para rociar

Para cubrir la pizza al final

Condimentos italianos

Sal gruesa

Albahaca fresca

INSTRUCCIONES:

Caliente el horno a 350º F (177º C)y forre una bandeja para hornear o un molde redondo de 8 pulgadas con pergamino.

Batir los ingredientes secos asegurándose de que no queden grumos.

Batir el huevo, el jugo de limón y el aceite hasta combinarlos.

Mezcle los ingredientes húmedos y los secos trabajándolos rápidamente, y coloque la masa en su sartén inmediatamente.

<u>Nota</u>: Asegúrate de no mezclar lo húmedo y lo seco hasta que estés listo para poner el pan en el horno porque la reacción de levadura comienza una vez que se mezcla.

Alise la parte superior y los bordes con una espátula sumergida en agua (o las manos) y luego use el dedo para formar hoyuelos en la masa. ¡No tengas miedo de profundizar en los hoyuelos! Nuevamente, un poco de agua evita que se pegue.

Hornee cubierto por unos 10 minutos. Rocíe con aceite de oliva hornee por 10-15 minutos adicionales destapando para dorar suavemente.

Cubra con más sal gruesa, aceite de oliva (opcional), una pizca de condimento italiano y albahaca fresca. ¡Deje enfriar completamente antes de cortar para obtener una textura óptima!

Pan tipo Focaccia con harina de coco

INGREDIENTES:

5.3 Onzas (50g) de harina de coco

5 huevos

2 cucharaditas de levadura en polvo

1 cucharadita de sal

5 cucharadas de cáscara de Psyllium

250 ml de agua caliente

INSTRUCCIONES:

Usando un tazón ponga la harina de coco. Añadir la cáscara de Psyllium, el polvo de hornear, sal y mezclar el contenido.

Agregue los huevos en el Bowl y mezcle. El contenido en este punto será menos viable pero no te preocupes por ello.

Añadir el agua caliente y trabajar la mezcla a fondo con una cuchara.

Alinee su bandeja de horno con papel para hornear. Colocar la masa en forma de Focaccia y hacer cortes laterales en la masa.

Añadir las aceitunas en la parte superior. Espolvorear un poco de Romero y sal.

Por 30 min, hornéalo en 180 grados centígrados. Se pondrá esponjoso y crecerá. Así es como sabrás que está listo. Puede servirlo con mantequilla o usar tomates, aguacates, etc. cuando está fresco.

Pan tipo Focaccia de harina de almendras y harina de lino

INGREDIENTES:

96g ó 1 taza de harina de Almendra

1 taza harina de lino

7 huevos (grandes)

1/4 taza de aceite de oliva

1 cucharadita de sal

1 cucharadita de Chile rojo (copos)

1 cucharadita de romero

2 cucharaditas de ajo (picado)

4 ½ cucharaditas de polvo de hornear

INSTRUCCIONES:

El primer paso es tener el horno precalentado a 350º F (177º C).

Usando un tazón de mezcla ponga la harina de Almendras.

Agregue la harina de lino, romero, chile rojo, sal y polvo hornear. Mezcle todo el contenido del tazón a fondo.

Después agregue el ajo y dos huevos en el Bowl y mézclelo usando un mezclador de manual. Siga agregando cada huevo mientras mezcla hasta que termine de agregarlos.

Agregue el aceite de oliva y mezcle a mano. Una masa muy aireada hace que el pan quede más suave, mientras que uno menos aireado hará que sea más denso.

Untar la mantequilla en un molde para hornear para evitar que el pan se pegue.

Vierta la masa y extiéndala uniformemente usando una espátula.

Por 25 minutos hornear a 350º F (177º C).

TORTILLAS Y PAN PLANO

Tortillas Rápidas

INGREDIENTES:

96 g de harina de almendras

24 g de harina de coco

2 cucharaditas de goma de xantano

1 cucharadita de levadura en polvo

1/4 cucharadita de sal

2 cucharaditas de vinagre de manzana

1 huevo ligeramente batido

3 cucharaditas de agua

INSTRUCCIONES:

Agregue harina de almendras, harina de coco, goma de xantano, levadura y sal al procesador de alimentos. Pulse hasta que esté completamente combinado. Nota: alternativamente, puede batir todo en un tazón grande y usar una batidora manual o de pie para los siguientes pasos.

Vierta el vinagre de manzana con el procesador de alimentos en funcionamiento. Una vez que se haya distribuido uniformemente, vierta el huevo. Seguido por el agua. Detenga el procesador de alimentos una vez que la masa se forme como una bola. La masa estará pegajosa al tacto.

Envuelva la masa en papel envoplast y amase a través del plástico durante uno o dos minutos. Permita que la masa descanse durante 10 minutos.

Caliente una sartén (preferiblemente) a fuego medio. Puede probar el calor rociando unas pocas gotas de agua, si las gotas se evaporan inmediatamente, su sartén está demasiado caliente. Las gotas deben "correr" a través de la sartén.

Divida la masa en ocho bolas de 1" (26 g cada una). Estire entre dos hojas de pergamino o papel encerado con un rodillo o con una prensa de tortillas (¡más fácil!) Hasta que cada tortilla tenga 5 pulgadas de diámetro.

Transfiera a la sartén y cocine a fuego medio durante solo 3-6 segundos (muy importante). Dele la vuelta de inmediato (con una espátula delgada o un cuchillo) y continúe cocinando hasta que esté ligeramente dorada por cada lado (aunque con las marcas carbonizadas tradicionales), de 30 a 40 segundos. La clave es no cocinarlos demasiado, ya que ya no serán flexibles ni hinchables.

Manténgalos calientes envueltos en un paño de cocina hasta servir. Para recalentar, calentar brevemente en ambos lados, hasta que esté tibio (menos de un minuto).

Estas tortillas se comen mejor de inmediato. Pero siéntase libre de tener un poco de masa a mano en su refrigerador por hasta tres días, y también se congelan bien por hasta tres meses.

<u>Una cosa muy importante</u>: Cuando se cocina, la harina de coco se quema con bastante rapidez. Entonces, si bien esto te ayuda a obtener las marcas carbonizadas tradicionales de las tortillas de harina, debes estar atento para que no se quemen. Dicho esto, usted querrá que su sartén esté muy caliente para que las tortillas se cocinen rápidamente (en menos de un minuto) y se mantengan flexibles. Como cualquier tortilla, si el calor no es lo suficientemente alto, se endurecerá y agrietará.

Pan Plano De Harina De Coco

INGREDIENTES:

2 cucharadas de cáscara de Psyllium (9 g)

1/2 taza de harina de coco fina, fresca, sin grumos (60 g)

1 taza de agua tibia (240 ml)

1 cucharada de aceite de oliva (15 ml)

1/4 cucharaditas de bicarbonato de sodio

1/4 cucharaditas de sal - opcional

1 cucharadita de aceite de oliva para frotar / engrasar la sartén antiadherente

INSTRUCCIONES:

<u>PARA HACER LA MASA</u>

En un tazón mediano, combine la cáscara de Psyllium y la harina de coco (si hay grumos en la harina, use un tenedor para aplastarlos antes de medir la harina, la cantidad debe ser precisa).

Agregue el agua tibia (usé agua del grifo a unos 40 ° C / temperatura del baño), aceite de oliva y bicarbonato de sodio. Revuelva bien con una espátula, luego use las manos para amasar la masa. Agregue sal ahora si lo desea. Nunca agrego la sal en contacto con bicarbonato de sodio para evitar desactivar el agente efervescente.

Amasar por 1 minuto. La masa es húmeda y se vuelve más suave y ligeramente más seca a medida que avanza. Debería unirse fácilmente para formar una masa. Si es demasiado pegajosa, agregue más cáscara de Psyllium, 1/2 cucharadita a la vez, amase durante 30 segundos y vea cómo va. La masa siempre estará un poco húmeda, pero no debe adherirse a las manos. Debe unirse como una masa.

Ponga a un lado unos 10 minutos en el tazón.

Ahora la masa debe ser suave, elástica y estar bien unida, está lista para aplanar.

ENROLLAR / DAR FORMA AL PAN PLANO

Corta la masa en 4 trozos iguales, enrolla cada trozo hasta que se convierta en una bola pequeña.

Coloque una de las bolas de masa entre dos trozos de papel de pergamino, presione la bola con la palma de la mano para pegarla bien al papel y comience a enrollarla con un rodillo, bien delgadas pero que no se rompan. Mis panes son de 20 cm de diámetro (8 pulgadas) e hice 6 panes planos con esta receta.

Despega la primera capa de papel pergamino de tu pan plano. Ya están listas para cocinarlas.

COCINAR EN SARTÉN ANTIADHERENTE

Caliente una sartén antiadherente de crepe a fuego medio / alto, o use cualquier sartén antiadherente de su elección, la que usaría para sus panqueques.

Agregue una cucharadita de aceite de oliva o aceite vegetal de su elección en un trozo de papel absorbente o servilleta. Frota la superficie de la sartén para asegurarte de que esté ligeramente engrasada. ¡No deje gotas de aceite o el pan se freirá!

Voltee el pan plano en la sartén caliente y retire con cuidado el último trozo de papel pergamino.

Cocine durante 2-3 minutos en el primer lado, voltee con una espátula y cocine durante 1-2 minutos más en el otro lado.

Enfríe el pan plano en un plato y úselo como envoltura de sándwich más tarde o disfrute caliente como guarnición. ¡Recomiendo un poco de aceite de oliva, ajo molido y hierbas antes de servir, opcional pero delicioso!)

Repita el proceso, con los próximos 3 panes planos restantes. Asegúrese de frotar el papel absorbente engrasado sobre la cacerola cada vez que vaya a cocinar cada pan para evitar que se pegue a la sartén.

Almacene en la despensa en una caja hermética o en un plato cubierto con una envoltura de plástico para mantenerlos blandos, hasta por 3 días.

Vuelva a calentar en la misma sartén o si desea darle un toque crujiente colóquelo en el horno caliente en una bandeja para hornear durante 1-2 minutos a 150° C (302° F).

Tamaño de la receta: Hice 6 panes planos con esta receta: reutilicé el borde de los 4 panes cortados en forma redonda para reformar 2 panes planos adicionales. ¡Siéntase libre de duplicar la receta para hacer más!

Almacenamiento: almacene en la despensa hasta 3 días en un plato cubierto con envoltura de plástico para mantenerlos blandos o en el refrigerador hasta 5 días.

Consejos para recalentados: son más suaves cuando hace frío y se pueden almacenar unos días. Caliento el mío en la sartén o en el horno caliente o en una tostadora.

Congelar: puede congelarlos sin ningún problema. Calentar en el horno o en una tostadora de sándwich para que estén un poco crujientes.

Tortillas De Harina De Almendras Keto + Vegano

INGREDIENTES:

1 taza de harina de almendras (120 g)

3 cucharadas de cáscara de Psyllium molida (24 g)

1/4 cucharadita de sal

1/2 cucharada de aceite de oliva

1/2 taza de agua tibia

ESPECIAS OPCIONALES

1/4 cucharadita de comino molido o pimentón o cúrcuma - opcional

1/4 cucharadita de ajo en polvo o cebolla en polvo – opcional

INSTRUCCIONES:

En un tazón mediano, agregue todos los ingredientes secos: harina de almendras, cáscara de Psyllium y sal y especias si se usa.

Agregue aceite de oliva y agua tibia. Combinar con una espátula. La masa es húmeda al principio y se unirá a medida que amases la masa.

Cuando se forme bien la masa, usa tus manos para formar una bola. Divide la pelota en 4 piezas según el tamaño que te guste. Convierta cada pieza en una pequeña bola amansándola un poco.

Coloque la primera bola de masa entre dos trozos de papel pergamino.

Presione ligeramente la bola con la palma de la mano y enrolle la masa con un rodillo. No la haga demasiado delgada o no será tan suave cuando esté cocido. Cuanto más delgados, más crujientes se vuelven.

Despegue suavemente la capa superior de papel pergamino.

Si desea dar forma a una tortilla circular, use una tapa de cacerola, colóquela encima de las tortillas y presiones, use un cuchillo para cortar el borde. Retire el borde con los dedos. Si no tiene una tapa, simplemente recorte un rectángulo o un cuadrado.

En una sartén antiadherente de crepe (asegúrese de que su sartén sea antiadherente o que las tortillas no se peguen a la sartén), voltee las tortillas sobre la sartén. Despegue el último trozo de papel pergamino para liberar la tortilla enrollada en la sartén. Tenga cuidado, si la sartén está demasiado caliente, la tortilla tiende a romperse.

Lleve a fuego medio y cocine durante 2-3 minutos o hasta que se dore por un lado. Voltee, deslice una espátula o herramienta plana debajo de la tortilla y voltee.

Cocine por 1-2 minutos extra. Cuanto más tiempo cocines la tortilla, más crujiente será y más difícil será enrollarla sin romperla. Te recomiendo que dejes de cocinarlos cuando la tortilla aún esté suave en el centro.

Sirva con el relleno de su elección o como pan para untarle curry o la crema que desees.

<u>ALMACENAMIENTO</u>

Almacenar hasta 4 días en la nevera. Colóquelos en un plato cubierto con una envoltura de plástico para evitar que se sequen. Calentar 1-2 minutos en una sartén caliente.

Congele como tortillas regulares hasta 2 meses.

Esta receta hace 4 tortillas de harina de almendras.

Pan Naan Bajo En Carbohidratos

INGREDIENTES:

1 taza de agua tibia (240 ml)

2 cucharaditas de levadura seca (10 g)

INGREDIENTES SECOS

1/2 taza de harina de coco (60 g)

2 cucharadas de cáscara de Psyllium molida (10 g)

1/4 taza de harina de almendras blanqueadas (30 g)

1/4 cucharadita de sal

3 cucharadas de aceite de oliva o aceite vegetal de su elección (30 ml)

INSTRUCCIONES

Coloque agua tibia en una jarra medidora. Agregue la levadura seca. Ponga a un lado 5 minutos para activar la levadura.

En un tazón grande, combine todos los ingredientes secos: harina de coco, cáscara de Psyllium, harina de almendras y sal.

Vierta la mezcla de levadura y aceite de oliva. Use una espátula para combinar al principio, luego amase la masa enérgicamente con las manos durante 2 minutos, ¡no menos!

La textura es muy húmeda al principio, secándose a medida que avanza. Amasar durante al menos 2 minutos para asegurarse de que la fibra de la cáscara y la harina de coco absorban toda la humedad.

Forma una bola de masa. Ponga a un lado durante 10 minutos en el tazón a temperatura ambiente.

Después de 10 minutos, amase la masa nuevamente durante 30 segundos. Si está demasiado húmedo, agregue un poco más de cáscara y repita el proceso de espera hasta que la masa esté suave y fácil de formar una bola. Dividir la masa en 4 piezas. Forma 4 bolas. Esta receta hace 4 pan Naan grande, también puede formar 6 pan Naan pequeños dividiendo la masa en 6 bolas si lo prefiere.

Prepare dos trozos de papel pergamino. Coloque uno en la mesa de trabajo, coloque la bola de masa en el medio de la hoja de papel de pergamino y cubra la bola con el segundo pedazo de papel de pergamino. Presione la bola ligeramente para pegar el papel a la bola.

Usa un rodillo para hacer rodar la masa en una forma Naan. Mantenga la masa ligeramente densa para imitar el verdadero pan Naan. Retire la capa superior de papel pergamino. Cambia la forma de los lados del pan Naan con los dedos si es necesario para obtener unos lados suaves y encantadores.

Caliente una sartén antiadherente o una plancha para panqueques a fuego medio-alto. Cuando la sartén esté caliente, voltee el Naan enrollado sobre la sartén, retire el papel de pergamino con cuidado y cocine el pan de Naan durante 1-2 minutos a fuego alto hasta que aparezcan manchas negras.

Deslice una espátula grande debajo del pan para voltear y cocine durante 1 minuto por ese lado o hasta que se formen manchas marrones / negras. Esos panes Naan son grandes y pesados, por lo que una espátula grande es imprescindible para voltearlos sin romperlos. Dale forma a un pan Naan más pequeño si no tienes una espátula grande.

Sirva inmediatamente, unte 1/2 cucharadita de aceite de oliva o mantequilla derretida sobre cada pan, ajo machacado y cilantro picado si lo desea.

Repita el proceso de laminado y cocción para el siguiente pan Naan hasta que no quede más masa.

ALMACENAMIENTO

Puede almacenar el pan Naan cocido durante 2 días en la despensa, en un plato. Cubra el plan con una toalla de cocina limpia para mantenerlos suaves y húmedos. Calentar en una sartén antiadherente durante 1 minuto por ambos lados antes de servir.

CONGELACIÓN

Puedes congelar el pan Naan cocido. Congelar envuelto individualmente en una envoltura de plástico. Descongele al menos 3 horas antes, asegúrese de quitar la envoltura de plástico cuando esté fuera del congelador para evitar que entre humedad en los panes Naan cuando se descongelen. Calentar en una sartén antiadherente caliente en ambos lados durante aproximadamente 1 minuto.

Sartén antiadherente: no necesita engrasar la sartén si está usando una sartén antiadherente de crepé como estoy usando en esta receta. Si su sartén tiende a pegarse, asegúrese de frotar la superficie con un poco de aceite y un trozo de papel absorbente. Demasiado aceite freirá el pan Naan, eso no es lo que quieres.

Solución de problemas: esta es una receta muy fácil y no debería tener ningún problema. La masa puede estar demasiado seca o demasiado húmeda si no pesa los ingredientes o si la cáscara de Psyllium es demasiado espesa (cáscara entera en lugar de polvo). Esos son mis consejos si: su masa está pegajosa o demasiado húmeda agregue un poco más de cáscara de Psyllium, 1 cucharadita, amase y vea cómo va. Si su masa está demasiado seca, agregue más agua, 1 cucharada, amase y repita si es necesario.

Receta De Tortillas Bajas En Carbohidratos Con Semillas De Chía

INGREDIENTES:

3/4 taza de semillas de chía molidas o harina de semilla de chía (80 g, 2.8 oz)

1 taza de harina de almendras (115 g, 4 oz)

1/4 taza de harina de coco (30 g, 1 oz)

1 taza de agua hirviendo (240 ml)

1/2 cucharadita de sal

ESPECIAS - OPCIONAL

1/4 cucharadita de ajo en polvo - opcional

INSTRUCCIONES:

HACER HARINA DE SEMILLAS DE CIIÍA

Coloca las semillas de chía en una licuadora. Asegúrese de que cubra completamente la cuchilla de la licuadora para crear una harina muy delgada.

Licúa a alta velocidad durante 1 minuto o hasta que se forme una fina semilla de chía.

Mida la cantidad necesaria para esta receta, le recomiendo usar gramos / oz para mayor precisión. Guarde las sobras en un frasco de vidrio o recipiente hermético en la despensa por hasta 1 mes.

RECETA DE MASA DE TORTILLA

En un tazón pequeño, agregue las semillas de chía molidas, harina de almendras, harina de coco, sal y ajo en polvo.

Batir las harinas vigorosamente, debe tomar 30 segundos. Desea que toda la harina se mezcle uniformemente, evite los grumos o presiónelos con los dedos si existen. Debe tener una mezcla consistente de harina para una absorción perfecta del agua en el siguiente paso.

Vierte el agua tibia sobre el suelo de semillas de chía y amasa con la mano.

La masa estará muy húmeda al principio. Apriete la masa con los dedos y amase enérgicamente. Secará a medida que avanza y formará una bola de masa después de solo 1-2 minutos. La masa no debe ser pegajosa si es así, esto significa que su harina de chía no se midió con precisión como parte de la harina. Una forma de arreglar eso es espolvorear harina de coco extra en la bola (1 cucharadita a la vez, ¡no te excedas!). Esto hará que la masa sea menos pegajosa y más fácil de enrollar.

Transfiera la masa de tortilla a su mesa y corte la masa en 8 pedazos iguales.

Prepare dos trozos de papel pergamino, de aproximadamente 10 pulgadas x 10 pulgadas de tamaño.

Frote ligeramente o rocíe un poco de aceite en ambas piezas, solo en un lado, el que estará en contacto con la masa para evitar que la masa se adhiera al papel.

Coloque una de las bolas de masa sobre un trozo de papel de pergamino engrasado. Coloque otro pedazo de papel pergamino encima. Presione la bola con la palma de la mano para aplanarla y pegarla en la pieza de papel pergamino superior.

Enrolle con un rodillo hasta que quede plano pero no demasiado delgado o no se ablandará cuando esté cocido. Apunta a un espesor de 2-3 mm. Despegue el trozo superior de papel pergamino, no debe pegarse si engrasó el papel como se recomienda.

Use una forma redonda, como una tapa de cacerola para dar forma a las tortillas redondas. Esto es opcional, también puedes cortar un rectángulo. Coloque la tapa sobre la masa y corte alrededor de los bordes para hacer un círculo. Retire la masa exterior, forme una bola y reutilice más tarde para otra envoltura si lo desea. Retirar la tapa.

Caliente una sartén de crepe, una plancha para panqueques o una sartén antiadherente a fuego alto durante 1 minuto. Si no está usando una sartén antiadherente, rocíe un poco de aceite antes de agregarla tortilla a la sartén.

Voltee la tortilla enrollada sobre la sartén caliente y retire el último trozo de papel pergamino.

Reduzca a fuego medio y cocine durante 1-2 minutos o hasta que el borde se seque, el centro se mantendrá suave.

Deslice una espátula debajo de la tortilla para voltear. Cocine por aproximadamente 1 minuto extra en el otro lado. No cocine en exceso o la envoltura se pondrá muy crujiente y no se enrollará sin romperse. La tortilla debe estar seca pero suave para enrollar la comida en su interior.

Coloque la tortilla cocida en un plato y repita esos pasos de laminado / moldeado con el resto de la masa hasta formar 8 tortillas de 16 cm (6 pulgadas) de diámetro. Le recomiendo que pueda reutilizar el mismo trozo de papel pergamino cada vez para ahorrar dinero.

Llena tus tortillas con comida fría o caliente. Son buenos con relleno de fajita o cualquier carne fría, verduras crujientes y ensalada.

Si agrega queso a la tortilla, colóquela nuevamente sobre una tostadora de sándwich para derretir el queso y agregara con esto un poco de textura crujiente adicional a la tortilla.

<u>ALMACENAMIENTO</u>

Puedes guardar las tortillas en el refrigerador hasta por 4 días. Colóquelos en un plato envuelto con una película de plástico para evitar que se sequen.

Congelar en una bolsa hermética. Descongelar 1 hora antes. Calentar en una sartén o tostadora de sándwich.

Tortillas De Coliflor

INGREDIENTES:

3/4 de coliflor de cabeza grande

2 huevos grandes

1/4 taza de cilantro fresco picado

1/2 lima mediana, exprimida y rallada

Sal y pimienta al gusto

INSTRUCCIONES:

Precaliente el horno a 375 ° F (191° C). y forre una bandeja para hornear con papel pergamino.

Recorte la coliflor, córtela en trozos pequeños y uniformes, y pulse en un procesador de alimentos en lotes hasta obtener una consistencia similar al cuscús. La coliflor finamente rizada debe hacer alrededor de 2 tazas compactadas.

Coloque la coliflor en un recipiente apto para microondas y cocine en el microondas durante 2 minutos, luego revuelva y vuelva al microondas por otros 2 minutos. Si no usa un microondas, un vapor funciona igual de bien. Coloque la coliflor en una gasa fina o en un paño de cocina delgado y exprima la mayor cantidad de líquido posible, teniendo cuidado de no quemarse. Se recomiendan guantes para lavar platos ya que es muy caliente.

En un tazón mediano, bata los huevos. Agregue la coliflor, el cilantro, la lima, la sal y la pimienta. Mezclar hasta que esté bien combinado. Usa tus manos para formar 6 tortillas pequeñas en el papel de pergamino.

Hornee por 10 minutos, voltee cuidadosamente cada tortilla y regrese al horno durante 5 a 7 minutos adicionales, o hasta que esté completamente lista. Coloque las tortillas en una rejilla para enfriar un poco.

Calienta una sartén mediana a fuego medio. Coloque una tortilla horneada en la sartén, presionando ligeramente y dore durante 1 a 2 minutos por cada lado. Repita con las tortillas restantes.

<u>NOTAS DE RECETA</u>

* Puede comerlos solas, hacer quesadillas con ellas o agregar un poco de relleno de taco y doblarlo como un taco.

* Las tortillas sobrantes puedes congelarlas.

Pan Plano De Falafel Bajo En Carbohidratos

INGREDIENTES:

Para el pan plano

1 taza de mezcla de falafel (harina de garbanzos)

1.5 cucharadas de aceite de oliva

1 taza de agua

Para el alioli

1 diente de ajo hecho puré

1 cucharadita de jugo de limón

4 cucharadas de mayonesa

INSTRUCCIONES:

Caliente el horno a 350ºF (177º C) y cubra una bandeja para hornear con pergamino o cubra con spray antiadherente.

Mezcle los ingredientes de pan plano en un tazón grande y reserve durante 30 minutos. Esto es crucial para ablandar la harina de falafel.

Vierta la masa en el molde preparado y hornee durante 30-40 minutos o hasta que esté firme en el centro.

Una vez enfriado, cortar en rectángulos.

Para el alioli: mezcle la mayonesa, el jugo de limón y el ajo en un plato pequeño y unte todo.

Pan Plano Mantecoso Bajo En Carbohidratos

INGREDIENTES:

1 taza de harina de almendras

2 cucharadas de harina de coco

2 cucharaditas de goma xantano

1/2 cucharadita de polvo para hornear

1/2 cucharadita de sal

1 huevo entero + 1 clara de huevo

1 cucharada de agua

1 cucharada de aceite para freír

1 cucharada de mantequilla derretida para untar

INSTRUCCIONES:

Batir los ingredientes secos (harinas, goma de xantano, levadura en polvo, sal) hasta que estén bien combinados.

Agregue el huevo entero y la clara de huevo y mezcle suavemente con la harina para incorporar. La masa comenzará a formarse.

Agregue la cucharada de agua y comience a trabajar la masa para permitir que la harina y la goma xantano absorban la humedad.

Corta la masa en 4 partes iguales y presiona cada sección con una envoltura adhesiva.

Calienta una sartén grande a fuego medio y agrega aceite.

Freír cada pan plano durante aproximadamente 1 minuto en cada lado.

Pincelar con mantequilla (mientras está caliente) y decorar con sal y perejil picado.

QUESOS VEGETALES

177

Queso Crema Vegetal

INGREDIENTES:

1 taza de nuez de la India remojada por tres horas o toda la noche y escurridas (también puedes usar almendras, merey)

1 cucharada de aceite de oliva

2 cucharadas de jugo de limón

1 diente de ajo exprimido

1 cucharadita de sal de mar

Pimienta negra recién molida

¼ de cucharadita de vinagre de manzana

2-3 cucharadas de agua

1 cucharadas de albahaca picada finamente*

1 cucharada de perejil picado finamente*

INSTRUCCIONES:

Poner en la licuadora o en el procesador de alimentos todos los ingredientes menos las hierbas. Licuar hasta que quede consistencia tipo queso crema. Saca el queso y ponlo en un tazón.

Revisa la sazón y ajusta si es necesario, ponle las hierbas si vas a usar.

<u>Notas:</u>

Puedes usar las hierbas que tengas en casa, sólo una o una combinación o no usar. Este queso sabe mejor si está frío y aguanta muy bien en el refrigerador en un tupper tapado hasta por tres días.

Queso Cheddar Vegano

INGREDIENTES:

3 patatas pequeñas (350 gramos)

1 zanahoria pequeña (135 gramos)

⅓ taza de aceite de oliva (70 gramos)

½ taza de agua (125 mililitros)

1 cucharada de zumo de limón

½ taza de levadura de cerveza nutricional (35 gramos)

½ cucharadita de ajo en polvo

½ cucharadita de cebolla en polvo

1 cucharadita de sal

INSTRUCCIONES:

En una olla con agua hirviendo y añadimos nuestras verduras troceadas y las cocemos unos 15 o 20 minutos hasta que estén cocidas.

Escurrimos las verduras y con una batidora de mano o robot de cocina añadimos el resto de ingredientes y batimos hasta obtener una textura cremosa y sin grumos.

Mozzarella Vegana

INGREDIENTES:

180 g. de yogur de soja natural

200 ml. de agua

200 ml. de aceite de girasol

25 g. de almidón de yuca

1 c.c. de sal

2 g. de agar-agar en polvo

INSTRUCCIONES:

Vierte el agua en el vaso de la batidora y agrega el agar-agar. Mezcla bien para que se disuelva.

Añade el resto de los ingredientes y bate hasta tener una mezcla uniforme.

Pon la mezcla a calentar en un cazo, removiendo continuamente hasta que comience a hervir.

Deja hervir durante un par de minutos, removiendo constantemente. Pasado ese tiempo, retira del fuego.

Forra un recipiente (o varios recipientes) con papel film y vierte la mezcla. Tapa y pasa el queso al frigorífico para que se enfríe.

Una vez el queso esté sólido y frío ya se podrá consumir.

Queso Cottage o Requesón

INGREDIENTES:

100 gr. de anacardos crudos

50 ml. de agua

1 cucharadita de levadura de cerveza

1 cucharadita de zumo de limón

1 pizca de sal

INSTRUCCIONES:

Dejamos los anacardos en remojo durante 2 horas.

Escurrimos el agua de los anacardos y los trituramos con el resto de ingredientes.

Conclusión

¡Gracias nuevamente por descargar mi libro!

Si lo has disfrutado, por favor deja tu opinión en Amazon. Estaré muy agradecida. Agradezco tu sugerencia de cuales libros sobre alimentación Cetogénica quisieras que escribiera. Muchas gracias por el tiempo dedicado a este libro.

Cómo Pasar De Grados Celsius A Fahrenheit

Fórmula

$$°F = (°C \cdot 1{,}8) + 32$$

Para calcular cuántos grados Fahrenheit son X grados Celsius, tenemos que multiplicar los X grados Celsius por 1,8 y sumarle 32.

Ejemplo: ¿Cuántos grados Fahrenheit son 30 grados Celsius?

Seguimos los pasos anteriores:

1) Multiplicamos 30 por 1,8 = 54.

2) Le sumamos 32 a 54 = 86.

RESULTADO: 30°C = 86 °F.

Cómo Pasar De Grados Fahrenheit A Celsius

Fórmula

°C = (°F -32) / 1,8

Para calcular cuántos grados Celsius son X grados Fahrenheit, tenemos que restar 32 a los X grados Fahrenheit y dividir el resultado entre 1,8.

Ejemplo: ¿Cuántos grados Celsius son 86 grados Fahrenheit?

Seguimos los pasos establecidos:

1) Restamos 86 – 32 = 54.

2) Dividimos 54 / 1,8 = 30.

RESULTADO: 86 °F = 30 °C

Pasos Para Pasar De Onzas A Gramos

Si por ejemplo lees una receta en inglés y te señala que debes utilizar 2 onzas de harina, lo único que debes hacer es multiplicar esas onzas por lo que es el valor de una en gramos. Si hemos dicho que una onza común equivale 28,35 gramos, podemos decir que esas dos onzas serán (2×28,35) 56,7 gramos.

Ejemplo:

Convertir 2 onzas a gramos:

2 * **28.35** = 56.7 gramos

Quien es Kaitlinn Oliver

Kaitlinn vive en Los Ángeles California, es la tercera de 5 hermanos. Tiene 2 niños de 12 y 8 años (hembra y varón respectivamente).

Estudio Nutrición luego que de adolescente le diagnosticaran intolerancia al gluten y sobrepeso.

Se ha dedicado al estudio de todas las dietas y formas de nutrir al cuerpo y la mente de manera sana y económica.

Actualmente gracias a la dieta Cetogénica y a la alimentación saludable bajó de peso y ya no sufre de alergias alimenticias.

Está comenzando a escribir libros sobre Recetas Cetogénicas para inspirar a otros a bajar de peso y tener más salud.

www.ingramcontent.com/pod-product-compliance
Lightning Source LLC
Chambersburg PA
CBHW051446250726
48655CB00001B/265